MOTIVACIÓN, SALUD Y BUENOS HÁBITOS

Alexandra Rojo González

MOTIVACIÓN PARA ALCANZAR EL ÉXITO

La motivación es uno de los aspectos más importantes en la vida que una persona no debe olvidar, especialmente en tiempos de dificultades y desafíos espinosos. Este aspecto ha cambiado exitosamente la vida de muchas personas en el pasado debido a sus beneficios ya que pueden aumentar asombrosamente el nivel de autoestima y coraje de una persona al tiempo que cumple tareas difíciles y objetivos especiales.

Algunas personas podrían decir que la motivación es solo una palabra común que tiene un significado inútil. Pero tal afirmación es un error ya que juega un papel muy importante en la vida diaria de cada individuo que quiere tener éxito.

La motivación tiene la capacidad de cambiar el estado de ánimo de una persona de una manera positiva, especialmente cuando se trata de lograr objetivos especiales. Esto funciona de manera más eficiente cuando se ejecuta con la ayuda de un soporte confiable. Tiene una conexión muy fuerte con la capacidad de una persona para encontrar un propósito detrás de las cosas y situaciones que están sucediendo en este mundo hoy en día. Y todos seguramente estarán de acuerdo con esta afirmación ya que es parte de la realidad.

La motivación funciona de manera más eficiente si hay una inspiración disponible para atraer a una persona a trabajar más duro en medio de todos los desafíos y obstáculos que se presentan en el camino hacia el éxito. Con la ayuda de este elemento especial, una persona podrá lograr una gran emoción e impulso en todas las misiones que deben cumplir para lograr un objetivo importante en la vida.

BÁSICOS EN LA MOTIVACIÓN

La motivación juega un papel importante en la vida diaria de una persona. Puede cambiar totalmente el estado de ánimo de una manera positiva. Muchas personas han logrado con éxito sus objetivos más importantes debido a ella.

A veces puede estar materializado por un conjunto de objetos interesantes que son muy importantes en la vida de una persona. Su propósito principal es motivar a una persona para que realice una determinada acción o se mueva a cambio de una determinada recompensa o logro.

La motivación siempre está representada por un conjunto de recompensas que una persona recibirá después del proceso de lograr una meta muy importante. Este aspecto se puede aplicar en la vida diaria de una persona con el uso de algunos artículos o personas especiales que pueden proporcionar gran felicidad, satisfacción y valor a otra persona. Su concepto es altamente aplicable en el proceso de aprendizaje, ya que los alumnos no podrán centrarse en sus estudios si no hay una recompensa para compensar sus logros.

Esta emoción se puede utilizar también para lograr excelentes resultados en el campo de la enseñanza. Un profesor no podrá captar la atención de los estudiantes en un aula durante varias horas si no se ha integrado adecuadamente.

Los fundamentos de la motivación.

Es objetivamente difícil entender el concepto de motivación. Pero en realidad es una de las emociones más importantes que una persona debe sentir mientras busca algo para lograr mejores resultados al final. Las siguientes son las ideas clave que pueden explicar el significado de este sentimiento especial:

Varios tipos de recompensas o regalos deben ser proporcionados a una persona que aspira a estar motivada en medio de una tarea muy difícil de responsabilidad en la escuela, la oficina o el establecimiento comercial.

De todos modos, ¿cuáles son ejemplos de recompensas que una persona puede usar para motivarse a sí misma o a una persona diferente? Algunas de las mejores recompensas que una persona puede generar mientras busca una motivación efectiva son las siguientes: dinero, compensaciones, éxito y otras cosas especiales que son muy raras o limitadas en la vida de cada persona en este mundo.

La motivación puede ser ejecutada por una persona sola o con la ayuda de otra. Todas las personas en este mundo la necesitan para tener más éxito en sus metas y aspiraciones.

La motivación se puede utilizar para construir el concepto de valores morales en la vida diaria de una persona. Es algo que puede animar a una persona a trabajar más arduamente mientras apunta a algo o a un logro muy especial en la vida.

CONCENTRARSE EN UN OBJETIVO

Es fácil concentrarse en un objetivo si una persona está motivada. La motivación tiene una conexión muy fuerte con la concentración de un individuo que apunta a algo especial. Dicha afirmación es aplicable en el proceso de alcanzar un objetivo importante en la vida o una oportunidad importante que puede llevar a una persona al éxito. Hay muchas maneras de concentrarse en una meta con el uso de algunas técnicas de motivación efectivas. Y algunos de sus ejemplos pueden ser ejecutados por una sola persona.

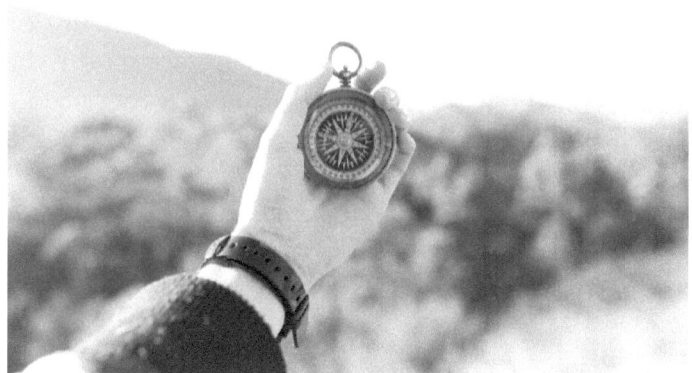

La motivación tiene la capacidad de mejorar el nivel de concentración de una persona al tratar de completar un objetivo muy importante. Este sentimiento especial puede animar a una persona a realizar una tarea muy difícil, incluso si las cosas necesarias no son tan fáciles de proporcionar. Es algo que puede proporcionar confianza en sí mismo, fuerza y coraje al estado de ánimo de una persona.

Los problemas relacionados con la desesperanza se pueden resolver fácilmente con la ayuda de este sentimiento especial que puede lograr una persona solo con el uso de una recompensa o cualquier elemento que pueda traer felicidad y satisfacción en la vida después de varios días de atención o una responsabilidad muy dura.

Es importante concentrarse en un objetivo.

La motivación y la concentración tienen una fuerte conexión entre sí.

Ambos tienen la capacidad de cambiar el rendimiento general de una persona en la escuela, en el trabajo e incluso en el proceso de lograr un objetivo muy especial en la vida.

Si la motivación no está presente en la vida de una persona, será muy difícil para ella enfocarse en un objetivo determinado.

Es porque la motivación ayuda a una persona a encontrar un propósito perfecto para una determinada acción o plan una vez ejecutado.

Hay dos pasos que puede utilizar para motivarse.

En primer lugar, la autoevaluación debe ser realizada por una persona al tratar de motivarse para concentrarse en un objetivo.

Trate de establecer algunos límites y objetivos en el calendario diario de las tareas que deben terminarse para completar una meta.

Piense en algo que pueda usar como recompensa para usted mismo en caso de que la meta se haya completado con éxito.

No piense en ninguna situación negativa mientras intenta realizar todas las tareas que llevarán a la consecución de un objetivo importante.

Manténgase positivo y céntrese en las cosas y recompensas que vendrán después de los desafíos.

Eso es todo, cuando todos estos pasos se ejecutan correctamente, una persona podrá concentrarse en un objetivo.

Tales pasos simplemente explican la importancia de la motivación en todos los aspectos de la vida diaria de una persona.

ENCONTRAR INSPIRACIÓN

La motivación y la inspiración tienen un propósito similar. Ambas pueden proporcionar a una persona una razón especial para perseguir un objetivo sin dudar. Ambas pueden cambiar totalmente el estado de ánimo y la vida diaria de una persona de manera positiva. La inspiración puede ser utilizada por una persona para motivarse en medio de un desafío muy difícil. Es algo que realmente permitirá a una persona continuar un viaje largo, incluso si hay pruebas y obstáculos que estén esperando. Inspirar a alguien es como un acto de motivar a alguien para que sea más fuerte y más seguro.

La inspiración no es fácil de encontrar. Básicamente, puede ser representada por un individuo o un objeto que juega un papel especial en la vida de una persona.

Puede ser representado por un miembro de la familia, una persona especial o una mascota. Es algo que puede alentar a una persona a no rendirse en medio de un desafío difícil. Muchas personas en todo el mundo han alcanzado con éxito sus objetivos con la ayuda de sus propias inspiraciones que sirvieron tanto como sus propias motivaciones. Y sus inspiraciones los motivaron en medio de todas las pruebas en sus vidas.

Hay muchas maneras de encontrar inspiración en medio de las pruebas de la vida. Esto ayudará a una persona a continuar un largo viaje incluso si todas las cosas parecen ser muy complicadas. Puede llevarse a cabo en su lugar de trabajo, en el hogar o incluso en lugares públicos donde varias personas estén siempre presentes para ayudar.

Una de las mejores maneras de encontrar este elemento inspirador es hablar con las personas mayores que pueden compartir consejos útiles en momentos de problemas. Las personas mayores por norma general tienen un conocimiento y una experiencia en la vida que pueden enseñar a una persona joven.

Las personas mayores que han vivido exitosamente sus vidas al máximo pueden ser consideradas por otras personas como sus inspiraciones. Además, una persona también puede encontrar inspiración en una persona especial. Una persona especial podría ser una novia o un novio que esté dispuesto a mostrar un gran afecto, amor y apoyo a una persona determinada mientras se enfrenta a varios tipos de pruebas en la vida. Este individuo también puede ser tratado por una persona como una inspiración cuando todas las cosas en la vida comienzan a complicarse.

MANTENER LA EMOCIÓN

Es posible proporcionar entusiasmo en una actividad o tarea si una motivación está presente en la mente de la persona que la realizará. Una motivación puede ayudar a una persona a emocionarse todos los días mientras apunta a algo.

En esta etapa, la motivación puede ser representada por una actividad muy interesante o una recompensa muy especial. Un individuo puede usar el concepto de motivación mientras pretende lograr la presencia de entusiasmo en un evento próximo. Hay muchas formas de lograr tal acción. Y, en la medida de lo posible, las cosas que son nuevas para los ojos de una persona o un grupo de personas deben mantenerse en un lugar o evento determinado mientras se pretende proporcionar emoción.

Veremos a continuación la relación entre la motivación y la emoción junto con todos los hechos que conectan estas dos cosas diferentes entre sí. Usted podrá comprender si una persona podrá lograr una emoción real en una actividad que no tiene una recompensa o una inspiración para los participantes.

La relación entre la motivación y el entusiasmo.

La motivación y la excitación son inseparables. Será imposible para una persona hacer que una actividad simple sea más agradable y emocionante si las actividades motivacionales no están presentes en su flujo.

Como ejemplo puede pensar en un colegio. En un aula, un profesor y un grupo de estudiantes están presentes. Puede ocurrir allí que las discusiones que tengan lugar no gocen de la atención ni la participación de los alumnos. ¿Cuál es una buena solución para este problema? Por supuesto, la respuesta a esa pregunta es la motivación.

Un maestro debe poder proporcionar actividades motivadoras en cada etapa de una actividad o discusión en el aula para que sea más interesante para los alumnos.

Los maestros pueden considerar un juego de rompecabezas simple o una trivialidad como una forma de motivación que puede ayudar a los alumnos a emocionarse en todas sus lecciones mientras participan en todas las actividades que se les proporcionaron.

La motivación tiene un fuerte impacto en el estado de ánimo de cada persona. Puede hacer que todas las situaciones y actividades sean más interesantes durante horas, especialmente cuando se integran correctamente. Todos en este mundo seguramente estarán de acuerdo con el hecho de que la motivación nunca puede separarse del concepto de emoción, ya que los diferentes tipos de actividades agradables y las recompensas que puede proporcionar a una persona tienen efectos maravillosos.

CONSTRUIR ANTICIPACIÓN

Después de un ayer muy especial vendrá un mañana mejor. Mucha gente en este mundo cree en el hecho de que la anticipación puede ayudar a una persona a sentirse motivada mientras intenta lograr una determinada tarea o mientras espera lograr algo nuevo.

Es fácil generar tal emoción en el corazón y en la mente de una persona cuando un evento o logro muy especial en el pasado permanece fresco en la memoria.

La mayoría de las personas tienen altas expectativas en todas las cosas que sucederán en su futuro. Y las anticipaciones positivas pueden considerarse también como una forma de motivación.

La anticipación ayuda a una persona a ser más positiva en la vida mientras lucha por alcanzar una meta o sueño especial. La anticipación es algo que representa lo que una persona quiere ver y presenciar en el futuro. Tal emoción puede considerarse también como otra forma de motivación para todos.

La motivación requerirá que una persona construya anticipación.

La anticipación puede motivar a una persona de una manera excelente. Es un sentimiento especial que puede alentar a una persona a esperar más en el futuro después de un momento muy especial y agradable en la vida.

Es una forma de motivación que puede llevar a una persona a una vida más positiva y emocionante, ya que su propósito principal es decirle a una persona que hay algo mucho mejor que esperar en el futuro, incluso si todas las cosas que ya se consideran excelentes hoy en día son lo suficientemente adecuadas para hacer feliz a una persona.

Una de las excelentes formas de generar anticipación es mirar las posibles mejoras y los cambios positivos que pueden ocurrir en el futuro, mientras busca una vida mucho mejor.

Al realizar tal acción, una persona podrá comprender que la motivación y la anticipación también están conectadas entre sí, ya que el propósito principal de ambas es presentar el significado de éxito a todos.

Es fácil vivir una vida emocionante y agradable en este mundo anticipando cosas buenas y momentos sorprendentes todos los días.

COMPROMETERSE PUBLICAMENTE

El hecho de compartir un objetivo o una misión delante de otros puede ayudar a una persona a lograrlo de manera más efectiva. Dicha situación se refiere al concepto de comprometerse públicamente mientras se prepara para enfrentar una situación difícil.

Comprometerse públicamente es como un acto de pedir el apoyo de otras personas para mantenerse motivado. Sus amigos o conocidos alentarán a una persona a lograr un objetivo determinado sin sufrir vacilaciones.

El comprometerse públicamente mientras se busca algo puede ayudar a una persona a perseguir un sueño o una tarea difícil de una manera eficiente y sin dudar al final. Será un momento vergonzoso para una persona posponer una tarea o actividad planificada si las otras personas ya esperan que se lleve a cabo lo antes posible.

En otras palabras, la opción restante de una persona en esta etapa es continuar con el plan, independientemente de las posibles consecuencias y pruebas que puedan ocurrir al completar este proceso.

Esta acción podría ser una de las tareas más desafiantes que una persona tiene que realizar mientras pretende estar motivada en el proceso de cumplir una misión muy importante en la vida.

Esta es la ventaja más importante de declarar un compromiso en frente de otras personas, ya que realmente ayuda a una persona a evitar dudas al mismo tiempo que busca motivarse en un objetivo determinado.

ENCONTRAR APOYO

Una persona tiene que encontrar apoyo mientras intenta comprender la verdadera idea de motivación. En realidad, una actividad motivacional puede ser ejecutada por una sola persona. Pero se vuelve más emocionante e inspirador cuando un apoyo está disponible al lado de aquella que necesita motivación.

No es difícil encontrar apoyo en el proceso de completar una actividad. Sin embargo, una persona tiene que ser muy sabia en su proceso para lograr resultados mucho mejores al final.

La motivación se vuelve más emocionante y fructífera si es realizada por dos personas.

También se deben aplicar algunas técnicas importantes para asegurarse de que traerá excelentes resultados al aumentar la confianza en sí misma, el coraje y la determinación de una persona en medio de una misión, tarea o responsabilidad muy desafiante que debe completarse de manera muy precisa.

Las actividades motivacionales se benefician de contar con un apoyo.

No es fácil motivar a una persona, especialmente si hay muchos obstáculos. Una persona necesita encontrar un apoyo en el proceso de lograr una excelente tasa motivacional. Un apoyo puede ser un miembro de la familia, una persona especial o un mentor.

En la medida de lo posible, el apoyo para este tipo de actividad debe ser una persona experta en el campo de las actividades motivacionales. Esa persona debe ser alguien que sepa cómo aumentar la autoestima y el coraje de una persona en medio de los desafíos difíciles y las pruebas en la vida.

No es en realidad imposible realizar una actividad motivacional solo. Sin embargo, se recomienda encarecidamente solicitar la asistencia de otros si el objetivo principal de una persona es lograr sus mejores resultados o si esta encuentra muchos obstáculos en el camino.

El papel del apoyo en las actividades motivacionales se puede explicar fácilmente poniendo por ejemplo lo que ocurre en un aula.

Un aula es un lugar donde un maestro y una gran cantidad de estudiantes están presentes. El maestro servirá de apoyo a los estudiantes en el proceso de lograr los beneficios de la motivación.

El rol del apoyo (maestro) es proporcionar una actividad muy emocionante en el aula para captar la atención de los estudiantes. Un juego o una actividad es aceptable en esta etapa. Los estudiantes deben participar en la actividad que su apoyo les proporciona. La actividad que el apoyo brindará a los estudiantes debe estar altamente conectada con el objetivo principal o el objetivo de su lección para asegurarse de que cada uno de los alumnos pueda comprender que su propósito es alentarlos a que tengan un buen desempeño.

SEA BUENO CON USTED MISMO

Es importante ser caritativo consigo mismo mientras se pretende comprender la importancia de la motivación. Una persona debe proporcionar actividades motivadoras diseñadas para mejorar la concentración y el enfoque mientras se prepara para una tarea o misión muy difícil.

Durante años, las actividades motivacionales se convirtieron en uno de los componentes más significativos de la vida diaria. Estar motivado ayuda a personas con baja autoestima a seguir luchando por sus objetivos.

Algunas personas no logran sus sueños y aspiraciones en la vida debido a la falta de motivación. Estas personas no entendieron el concepto real de este aspecto. Ser bueno consigo mismo es parte del proceso de comprensión del significado real de la motivación. Sea el primero en realizar las acciones que conduzcan a la finalización más eficiente de una actividad motivacional y no solo confíe en lo que el apoyo puede proporcionar.

Sea bueno contigo mismo mientras se propone estar motivado.

La motivación es una de las cosas más importantes en la vida de una persona. Su propósito principal es hacer que todas las pruebas y problemas en la vida sean mucho más fáciles de enfrentar. Si las personas no son capaces de motivar sus propias mentes y corazones, habrá un apoyo disponible para hacerlo por ellos si lo buscan. En todo el proceso, una persona debe ser buena consigo misma, especialmente si los procedimientos ya están comenzando a ser más complicados y difíciles de realizar. Debe ser una actividad que aliente a una persona a hacer más y trabajar más, incluso si la situación ya está en su peor nivel.

La motivación fue diseñada para alentar a una persona a continuar una misión incluso si la situación ya es complicada. Esto sirve como la clave del éxito en todo tipo de objetivos, tareas y responsabilidades a cumplir. Una persona debe ser buena consigo misma mientras pretende comprender su significado real de motivación, ya que su propósito principal es proporcionar varios tipos de recompensas por las misiones difíciles cuando ha logrado superarlas con éxito.

Lo que más importa en el proceso de integrar el concepto de motivación en la vida diaria de una persona es la presencia de disciplina y amor por uno mismo.

QUÉDESE CON ELLA

La motivación debe ser parte de la rutina diaria. Es porque tiene la capacidad de traer varios beneficios y éxito en la vida. Tiene la capacidad de cambiar el destino de una persona de una manera excelente.

Puede cambiar totalmente la perspectiva de una persona al enfrentar varios desafíos y pruebas. La motivación tiene la capacidad de aumentar la autoestima y la confianza de una persona mientras apunta a algo. En la medida de lo posible, debe estar siempre presente en las acciones más importantes que realizará todos los días.

La motivación es la clave del éxito. Un objetivo determinado será más fácil y más cómodo de lograr si una persona cuenta con la motivación necesaria.

LOS BENEFICIOS DE ESTAR MOTIVADO

La motivación se puede utilizar para desarrollar el concepto de trabajo duro y disciplina en la vida diaria. Es algo que puede animar a alguien a trabajar más arduamente mientras apunta a algo o un logro muy especial en la vida.

Las siguientes son las ventajas que una persona bien motivada experimentará todos los días:

Es posible proporcionar entusiasmo en una actividad o tarea si la motivación está presente en el beneficio de su artista.

La motivación puede ayudar a una persona a emocionarse todos los días mientras apunta a algo.

Será posible para una persona hacer una actividad simple más interesante y emocionante si las actividades motivacionales están presentes en su flujo.

Tiene la capacidad de eliminar las dudas en la vida diaria de la persona, especialmente en momentos difíciles y problemas graves.

La motivación tiene la capacidad de cambiar el conjunto de experiencias diarias y los logros de una persona al mismo tiempo que pretende alcanzar un objetivo muy especial. Aquellos individuos que no son conscientes de su importancia no podrán mantener su concentración en el proceso de completar una tarea importante. Es porque la motivación ayuda a una persona a encontrar un propósito perfecto para una determinada acción o plan una vez ejecutado.

La motivación es una de las partes más importantes de la vida de una persona que no debe olvidarse, especialmente cuando comienzan los desafíos y las pruebas. Ha cambiado con éxito la vida de muchas personas en el pasado gracias a sus beneficios que realmente pueden aumentar el nivel de autoestima y coraje de una persona mientras cumple tareas difíciles y metas especiales.

Algunas personas podrían decir que la motivación es solo una palabra común que tiene un significado inútil, pero tal afirmación es un gran error, ya que juega un papel muy importante en la vida diaria de cada persona que quiere tener éxito en este mundo.

CUIDAR SU CUERPO PARA AYUDAR A SU MENTE

La motivación es algo hermoso que puede ayudar a una persona a alcanzar sus metas, a encontrar inspiración y emoción en su día a día, pero todo esto no podrá alcanzarse si no nos encontramos físicamente bien.

Cuando el cuerpo está cansado o se siente enfermo nuestro rendimiento y capacidad de concentración caen drásticamente.

Dormir bien es el primer paso para sentirse bien sin embargo uno de los males de este siglo es la enorme cantidad de gente que sufre problemas para descansar durante la noche. Es por ello que le prestaremos especial atención en las siguientes páginas.

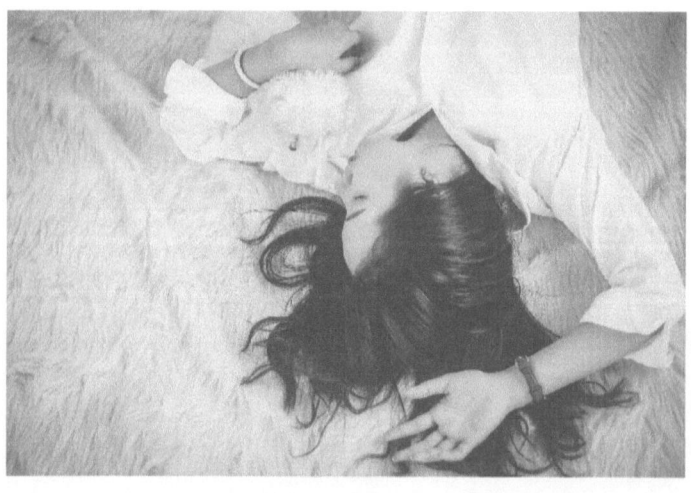

Hábitos a la hora de acostarse.

Es esencial que su cerebro tenga consistencia al crear un horario para acostarse para que su cuerpo pueda aprender a conciliar el sueño sin medicamentos. Cree una estrategia para dormir determinando la mejor rutina y planeando seguirla durante una o dos semanas antes de realizar cualquier alteración.

Su estrategia de sueño debe incluir:

Una hora regular de acostarse.

Una hora de despertar consistente.

Un registro de cualquier suplemento natural que haya probado.

Actividades de rutina que no sean estimulantes, como lavarse los dientes o leer.

Pasar por un proceso regular a la hora de acostarse le indicará a su cerebro que es hora de irse a dormir. El resultado final deseado de tener una estrategia de sueño es alcanzar un sueño regular relajante y refrescante.

Planee dormir de 7 a 8 horas cada noche y no se quede dormido. Si se despierta a la misma hora todos los días, establecerá una rutina. Evite las siestas durante el día porque su cuerpo estará confundido e interrumpirá su patrón de sueño. No puede acumular horas adicionales de sueño, y tratar de dormir más tarde en la mañana para recuperar el sueño perdido durante la noche lo hará sentirse cansado.

Cada persona tiene diferentes hábitos de sueño, así que tenga paciencia mientras trabaja en el proceso de encontrar el plan de sueño que más le convenga y mejores resultados le proporcione.

Ambiente de sueño.

Además de un horario regular para irse a dormir, es importante hacer de su habitación un lugar propicio para dormir. Cuanto más cómodo y relajante sea su espacio para dormir, mayores serán sus posibilidades de quedarse dormido y permanecer dormido. Considere estos consejos cuando cree su relajante ambiente de sueño:

Deshágase de todas las molestias e interrupciones.

Controlar la temperatura ambiente. El aire más frío suele ser más cómodo para dormir, sin embargo, ajuste la temperatura a su preferencia.

Permitir la ventilación de la habitación, si es posible.

Abra ligeramente una ventana para permitir el flujo de aire. El aire fresco que circula le ayudará a respirar profundamente y le proporcionará oxígeno que es esencial para dormir bien.

Use tapones para los oídos si hay ruidos fuera del dormitorio. Hay muchos tipos que son específicamente para dormir, por lo que, si al principio no encuentra el par perfecto, pruebe con otro.

Enmascarar los ruidos con una máquina de ruido blanco si decide no usar tapones para los oídos. Estas máquinas están diseñadas específicamente para este propósito o puede usar un ventilador o aire acondicionado para proporcionar un ruido de fondo. Esto ocultará los sonidos discordantes, como el tráfico o un perro que ladra.

Puede usar un reproductor de CD para reproducir música de fondo suave y relajante.

Su ritmo circadiano, el reloj interno de su cuerpo, se basa en patrones de luz y oscuridad para determinar cuándo debe indicar a su cuerpo que se duerma. Mantenga su habitación lo más oscura posible para ayudar a su cuerpo a establecerse en un estado de sueño. Use persianas pequeñas y cortinas gruesas para bloquear la luz de las ventanas. Trate de usar un antifaz para los ojos para bloquear cualquier luz restante.

Tener un reloj al lado de su cama podría aumentar su problema de sueño. Si está mirando el reloj durante toda la noche, apúntelo hacia la pared para no poder ver la hora. Mirar constantemente el reloj solo le hace pensar en el sueño y la falta de sueño, lo que continúa el ciclo de insomnio.

Considere un humidificador de habitación para los meses de invierno cuando el aire está seco.

Use su cuarto solo para dormir. Retire el televisor, ordenador, etc. Su mente debe asociar su dormitorio solo con la acción de dormir.

Utilice la ropa más cómoda que posea. Ropa que no sea constrictiva no le despertará en mitad de la noche.

Como puede ver aquí, hay muchos consejos diferentes para tratar de ayudarlo a dormir mejor. Cada individuo tiene su propia combinación única de elementos que conforman su entorno perfecto para dormir. Si una sugerencia no funciona para usted, tome nota e intente otra hasta que descubra cuál es la que mejor funciona para usted.

Equipo para dormir.

Tan importante como el entorno del sueño es el equipo utilizado para dormir. El equipo para dormir incluye la almohada, la ropa de cama, el colchón y la ropa para dormir.

Su colchón debe ser liso y firme para que su espalda esté bien apoyada y su cuerpo esté cómodo cuando esté acostado. Asegúrese de que el colchón esté completamente apoyado por el marco de la cama para evitar que se doble. En lo que se refiere al colchón existen muchos modelos en el mercado que se ajustarán a sus necesidades de dureza y confort. Puede escoger colchones de muelles, con viscolastico, ortopédicos, etc. En el departamento de ventas lo podrán orientar sobre cuál es el que mejor se adapta a sus necesidades. Y por supuesto no deje de probarlo in situ antes de adquirirlo.

El colchón también debe tener el tamaño adecuado para su cuerpo. Asegúrese de tener una cama lo suficientemente grande como para tener suficiente espacio.

Use el estilo y tipo de almohada que le resulte más cómodo. No importa de qué esté hecho, siempre que le brinde soporte para el cuello y la cabeza. Tenga en cuenta que la elección de la almohada variará en función de la posición que acostumbre a usar a la hora de dormir. Las almohadas viscolasticas se adaptan bien para la gente que duerme de lado y boca arriba. No dude preguntar al vendedor que lo atiende.

Las sábanas y mantas deben estar limpias y prensadas. Si no le gusta sentirse metido, afloje las sábanas para que sus pies puedan moverse libremente. Un punto interesante es el aroma que utilice en su suavizante. Aromas de lavanda son relajantes así que es una opción a tener en cuenta.

Para encontrar la temperatura adecuada para usted, experimente con diferentes mantas de una variedad de pesos y materiales. Dado que una habitación fría es más propicia para dormir, tenga en cuenta la temperatura más baja al seleccionar la ropa de cama.

Encuentre una posición para dormir que sea cómoda para usted y acuéstese en esa posición para que su cuerpo sepa que es hora de dormir.

Ya sea que esté acostado boca arriba, de costado o boca abajo, su posición favorita lo ayudará a relajarse al instante.

TECNICAS DE AUTOAYUDA PARA DORMIR

Terapia de color.

El uso de la terapia de color, o "cromoterapia", es una forma única para tratar una variedad de dolencias, que incluyen, entre otras cosas, los problemas de sueño. La cromoterapia consiste en exponerse al color de varias maneras. Mostrar luces de colores, visualizar y meditar sobre un color, recibir masajes con aceites de colores y usar colores específicos puede ayudar a tratar los problemas de sueño causados física y emocionalmente.

La cromoterapia tiene una larga historia. Las antiguas creencias indias practicaban la cromoterapia en la medicina ayurvédica, donde se creía que los colores correspondían a partes del cuerpo, las emociones y los aspectos espirituales de la vida.

Los antiguos egipcios utilizaban la cromoterapia para romper la luz del sol con lentes especialmente creadas. Construyeron solárium donde practicaron la cromoterapia.

La cromoterapia, tal como la conocemos, se desarrolló a finales del siglo XVII cuando el científico Sir Isaac Newton demostró que la luz es una mezcla de color de toda la gama de colores que podemos ver.

La terapia de color de hoy en día surgió cuando el Dr. Edwin D. Babbitt escribió sus Principios de luz y color. En esta publicación, describió cómo la terapia de color podría usarse para tratar una variedad de enfermedades, incluidas las dificultades para dormir.

La década de 1940 fue una época de experimentación con la terapia de color. Durante este tiempo, el científico ruso S.V. Krakov experimentó con la cromoterapia y determinó que cuando separaba las longitudes de onda del espectro de luz tenía un impacto en el sistema nervioso. Por ejemplo, descubrió que la luz roja aumentaba la presión arterial e impactaba las glándulas suprarrenales. La luz blanca y la luz azul resultaron ser relajantes. Esta información innovadora todavía se utiliza hoy en día por los profesionales de la terapia de color.

¿Cómo funciona la terapia de color? El color es una parte de lo que constituye la luz y la luz tiene muchas ondas de energía diferentes. Cuando la luz entra en la retina del ojo, toca las células foto receptoras del ojo. Los foto receptores convierten la luz en impulsos eléctricos, que le indican al cerebro que libere hormonas. Al controlar la liberación de hormonas, la cromoterapia se puede usar para tratar el insomnio y otras dificultades relacionadas con el sueño.

En un momento en que la medicina alternativa

se está volviendo más popular, la comunidad médica está utilizando activamente la cromoterapia para tratar trastornos como la depresión y el trastorno afectivo estacional (SAD, por sus siglas en inglés).

Algunos tipos de terapia de color solo deben ser practicados por profesionales capacitados. Sin embargo, existen técnicas de terapia de color que se pueden practicar de manera segura en el hogar.

Para probar la cromoterapia por su cuenta, siga estos consejos:

Seleccione los tonos para usar según el color recomendado.
Al comer, elija alimentos que sean de un color particular.

Pase tiempo visualizando un color recomendado.

Tenga en cuenta las siguientes preocupaciones potenciales:

Nunca reemplace el cuidado tradicional con cromoterapia para el insomnio severo.

Los epilépticos deben evitar mirar directamente a cualquier tipo de luces parpadeantes.

Cuando use luces de colores, no mire directamente a la luz.

Reciba la terapia de luz de color indirectamente mirando un objeto que está iluminado por la luz de color.

Si está tomando medicamentos recetados, revise la etiqueta para ver un efecto secundario de sensibilidad a la luz.

La exposición a la luz brillante puede causar problemas.

Actividad física.

Hacer ejercicio durante el día es un factor importante para dormir bien durante la noche. Si está físicamente activo durante el día, su cuerpo podrá relajarse y dormirse más fácilmente. El ejercicio ayuda a su cuerpo a lidiar con el estrés diario y la ansiedad. Afecta los químicos en su cerebro y la cantidad de ejercicio que usted hace está directamente relacionada con su salud física y emocional. El ejercicio regular lo ayudará a quedarse dormido y mantener un estado de sueño porque sus ciclos de sueño se volverán más consistentes y la transición entre ellos será más fluida. Trate de hacer ejercicio en su vida diaria para evitar el insomnio.

Cuando realice actividad física, haga planes para hacer ejercicio más de 3 a 4 horas antes de acostarse. Para el mejor beneficio del sueño, manténgase físicamente activo en la tarde.

Trate de estar físicamente activo durante al menos 20-30 minutos al día, 3-4 veces por semana. Las actividades aeróbicas generalmente funcionan mejor para remediar el insomnio y las actividades pueden variar desde una caminata fácil hasta una carrera rigurosa. Al aumentar su ritmo cardíaco, mejora su capacidad pulmonar y agrega oxígeno a la sangre, su cuerpo tendrá una mejor salud y estará en su camino para corregir naturalmente su problema de sueño.

Además del ejercicio aeróbico, hay otros tipos de actividad física que puede hacer para combatir el insomnio. Considere el yoga o el Thai Chi. El yoga afecta el cerebro y los músculos centrales y mejora la circulación sanguínea. El uso de las técnicas de respiración del yoga lo ayudará a relajarse y vivir con menos estrés. El Thai Chi incorpora la respiración con los movimientos del cuerpo en un estilo de movimiento lento que es perfecto para las personas con dolor en las articulaciones u otros problemas que le impiden realizar ejercicios de alto impacto.

Si agregar 30 minutos de ejercicio a su programa diario es demasiado difícil, intente agregar pequeños bloques de actividad física. Realizar pequeños cambios, como subir las escaleras en lugar de utilizar el ascensor, o estacionarse deliberadamente más lejos de su destino, lo ayudará a llevar una vida saludable y activa.

Relajación a través de la meditación.

Es lógico pensar que cuanto más relajado esté, más probabilidades tendrá de quedarse dormido y mantener un estado de sueño satisfactorio. Es esencial aquietar su mente para dormirse

36

rápidamente. Al usar la meditación, puede dejar de pensar, preocuparse o cualquier otra cosa que esté pasando por su cabeza.

Hay varios métodos de meditación y visualización que le ayudarán a relajarse. Pruebe uno de estos estilos de meditación:

Método del punto focal. Seleccione un punto focal, ya sea un mantra, un punto visual o incluso su propia respiración. Un mantra es una palabra o fase que repite en su mente o en voz alta para ayudarle a concentrarse en la meditación. El uso de un mantra u otro punto focal lo ayudará a mantenerse en el camino y evitar que su mente divague. Necesita ser disciplinado para practicar este método de meditación, porque los pensamientos entrarán en su cabeza y se sentirá tentado a pensar en otras cosas. Este método será más fácil cuanto más lo practique.

Meditación centrada en la respiración. Encuentre un espacio cómodo y tranquilo y siéntese en el piso, usando un cojín si lo desea. Siéntese con las manos en el regazo, calme su cuerpo y cierre los ojos. Inhale y exhale por la nariz. Haga un esfuerzo para concentrarse en su respiración, contando cada inhalación y exhalación hasta que llegue a diez. Continúe contando en grupos de diez hasta que comience a sentirse relajado. Vacíe su mente de todo y concéntrese solo en contar mientras inhala y exhala. Si los pensamientos entran en su mente, reconozca que están ahí y déjelos ir, concentrándose nuevamente en su respiración. Cuando haya terminado de meditar, tome conciencia de su cuerpo una vez más y estírese antes de levantarse.

Imágenes guiadas. Este método combina la visualización con la meditación y la hipnosis. Este tipo de meditación es guiada y le llevan a visualizar la relajación, lo que ayuda a sentirse relajado. Encuentre un lugar que esté tranquilo y con poca luz. Utilizando una cinta o un reproductor de CD, reproduzca una grabación de imágenes pregrabadas. Las imágenes guiadas generalmente comienzan con la respiración profunda y otros ejercicios de respiración. Cuando se relaja, su imaginación cobra vida y la grabación lo guiará a través de una variedad de escenas, utilizando su imaginación para ayudarlo a encontrar paz y relajación. Los escenarios comunes de imágenes guiadas incluyen paseos junto a la playa, caminatas de montaña o paseos por la naturaleza a través del bosque. Al final de su sesión de imágenes guiadas, debe sentirse tranquilo y relajado.

Los métodos de meditación mencionados anteriormente son solo una muestra de la amplia gama de opciones disponibles. Experimente con estos e investigue otros para encontrar el que mejor le ayude a combatir sus problemas para dormir apropiadamente.

Respiración simple: respirar y relajarse.

La respiración es la forma más sencilla y fácil de encontrar la relajación completa y la reducción del estrés. Cuanto más profundamente respire, más sereno estará. Estos consejos de relajación ayudarán a que su cuerpo se relaje y se prepare para dormir.

Cuando se acuesta por primera vez:
Túmbese y respire profundamente por la nariz. Imagine que el aire se mueve hacia su estómago. En su próxima inhalación, respire cuatro veces. Exhale lentamente a través de sus labios fruncidos, mientras cuenta hasta ocho. Sentirá que la tensión abandona su cuerpo con cada exhalación. Repita esta técnica de seis a diez veces para la relajación inmediata. Practique la respiración profunda todos los días para desarrollar un hábito saludable de relajación regular. Calmar su mente le ayudará a quedarse dormido.

Antes de acostarse pruebe esta técnica de relajación:

Acuéstese de espaldas al suelo y con los brazos a los lados, con las palmas hacia arriba. Sus pies deben estar cómodamente separados. Con los ojos cerrados, concéntrese mentalmente en cada parte de su cuerpo, tense y luego libere cada grupo de músculos. Comenzando en la parte superior de la cabeza, libere la tensión a medida que avanza lentamente por su cuerpo. Sienta su frente, ojos y boca. Trabaje a través de sus hombros, cuello y espalda. Desplácese hasta los dedos de los pies y luego disfrute del estado relajado que ha logrado. Concéntrese en su respiración, asegurándose de que la respiración provenga de su estómago. Respire profunda y lentamente, dejando de lado todas sus preocupaciones y estrés. Cuando su cuerpo sepa que está bien dejar de lado sus preocupaciones y factores de estrés, podrá irse a dormir naturalmente.

Existen muchas otras técnicas para respirar y relajarse. A través de su propia experimentación y práctica, puede encontrar la que funcione bien para usted.

Música y sonidos para la inducción del sueño.

El uso del sonido como una herramienta para ayudar a conciliar el sueño se ha hecho desde el principio de los tiempos. La forma más temprana de esta técnica es la canción de cuna, que ha logrado calmar incluso al bebé con más cólicos. Hay muchos CD y dispositivos de sonido en el mercado que están diseñados para tener el mismo efecto que un canto o el zumbido de un niño para dormir. Aquí hay algunas sugerencias:

Los CD relajantes o las cintas de música clásica son una manera maravillosa de relajarse y de tranquilizarse. Busque "Baroque Music" de Mozart, "Lullaby" de Brahms y "Waltzes" de Strauss. Esta es solo una pequeña muestra de las muchas selecciones disponibles.

Intente algo calmante y moderno. Música de ambiente, "downtempo" o "chillout", es una excelente manera de relajarse. Mezclando suavemente un ritmo de estilo tecno en curso, un tipo de música de estilo house para progresiones irregulares y ritmos únicos, tiene melodías suaves y efectos de sonido calmantes. Algunas buenas opciones para probar son Aphex Twin, Brian Eno, The Orb y Future Sound of London.

Si quiere probar la música New Age / Tribal, hay muchas grabaciones para elegir. El sonido de este estilo es similar al de la anterior, pero se utilizan instrumentos no electrónicos únicos como el clavecín, las campanadas, etc. El ritmo es a menudo similar al de un círculo de tambores y, a veces, implica sonidos guturales de garganta y cantos.

Si prefiere mantenerse alejado de la música, siempre hay CD o cintas de efectos de sonido no musicales. Estos a menudo contienen sonidos de arroyos, olas, lluvia, cantos de ballenas, cascadas y otros sonidos encontrados en la naturaleza. Si usted es un habitante de la ciudad que está teniendo problemas para dormir porque está demasiado tranquilo, hay grabaciones de ruidos de la ciudad como bomberos, tráfico y aviones solo para usted.

Las máquinas de sonido están ampliamente disponibles y se pueden encontrar en muchos puntos a precios diferentes. Por lo general, son aproximadamente del tamaño de un reloj de alarma, generalmente vienen con una selección de sonidos para elegir. Puede seleccionar cómo se reproducirán las grabaciones, ya sea como un bucle en curso o por un período de tiempo predeterminado. Algunas máquinas de sonido están incluso incorporadas en los relojes de alarma y pueden usarse para despertarte suavemente.

Al decidir qué estilo de unidad comprar, tenga en cuenta que las unidades que reproducen sonidos sintetizados son las mejores, ya que imitan más de cerca el sonido natural. La segunda opción es un dispositivo de sonido que solo pasa muestras grabadas.

El estilo de música que funciona mejor depende completamente del individuo. Algunas personas responden mejor a la música no lineal, mientras que a otras les resulta más fácil quedarse dormidas con una suave percusión en el fondo. Algunos prefieren ritmos aleatorios y tempo, a otros les gusta un patrón constante de música. Pruebe tipos diferentes para encontrar el estilo que prefiera.

Reducir su estimulación nocturna.

La mejor rutina nocturna es aquella que le hace sentir relajado y listo para irse a la cama. Si experimenta problemas para quedarse dormido, puede ser beneficioso evitar los estímulos externos durante aproximadamente una hora antes de acostarse. La estimulación, como mirar la televisión, mantiene su mente activa y alerta. Si le resulta difícil abandonar la televisión antes de acostarse, intente seleccionar programas que sean calmantes en lugar de programas agresivos y llenos de acción.

Cuando reduzca la estimulación nocturna para

promover hábitos de sueño saludables, pruebe estos consejos:

Mantenga su habitación libre de televisión, así como cualquier otro elemento como Tablet, ordenador, etc. Esto ayudará a que su mente y su cuerpo asocien el dormitorio con solo dormir.

No haga ejercicio al menos tres horas antes de acostarse. Recuerde que el ejercicio despierta su cuerpo y, a menos que la actividad física se realice antes de irse a dormir, funcionará en su contra cuando intente dormir.

Planee relajarse al regresar a casa. Si salta directamente a la cama, es posible que su mente y su cuerpo no tengan tiempo suficiente para descomprimirse y deslizarse en su rutina nocturna.

Intente leer. La lectura no técnica puede ayudarle a cansarle. Evite material relacionado con el trabajo o excesivamente complicado.

Evite quedarse dormido sin apagar la luz. Esto lo despertará en mitad de la noche y perturbará sus ciclos de sueño, así como también su rutina para dormir.

El objetivo es definir la fina línea entre la estimulación y la relajación al decidir cómo desconectar. Ser capaz de relajarse fácilmente por la noche será primordial para su éxito en quedarse dormido naturalmente.

Manténgase alejado de los estimulantes internos.

Si bien hay muchos estimulantes externos en su entorno, también hay estimulantes que afectan a su cuerpo desde el interior. Estos productos son aquellos que contienen cafeína, azúcar y sustancias químicas. Si bien no necesita eliminar por completo estos elementos de su dieta, sí debe prestar atención y asegurarse de no ingerirlos después de la hora de la cena para evitar dificultades para quedarse dormido.

Las bebidas con cafeína. La cafeína despierta su cuerpo y mente elevando su ritmo cardíaco. Dado que tiene este efecto, se considera un estimulante. El café, colas, tés y bebidas de chocolate contienen cafeína. Tome su última bebida con cafeína al menos 3-4 horas antes de acostarse para evitar tener dificultades para dormir.

Chocolate. El chocolate tiene cafeína y azúcar, los cuales son estimulantes que evitarán que tenga un sueño reparador. No tome chocolate 2-3 horas antes de acostarse.

Alcohol. Si bien las bebidas alcohólicas pueden hacer que se sienta cansado y ayudarlo a quedarse dormido, el sueño no suele ser reparador. Por ejemplo, es posible que se despierte en medio de la noche sintiéndose deshidratado y luego tenga problemas para volver a dormir. Al igual que con cualquier otro medicamento que pueda volverse adictivo, no debe crear una dependencia nocturna con el alcohol para quedarse dormido por la noche.

Fumar. El tabaco contiene nicotina, que es un estimulante. La dependencia de la nicotina de su cuerpo puede hacer que su cuerpo se despierte cuando el nivel de nicotina en su sangre disminuye. Trate de no fumar en las horas antes de acostarse.

Su dieta importa.

Su dieta afecta a su capacidad para conciliar y mantener el sueño en la noche. Al llevar una dieta saludable, baja en alimentos procesados, azúcar, grasas y conservantes, es posible que pueda detener el ciclo del insomnio y mejorar su salud general.

Considere estas pautas para una dieta saludable para dormir:

Siga las pautas diarias recomendadas para frutas y verduras.

Incremente los carbohidratos complejos en su dieta.

Coma proteínas con bajo contenido de grasa y considere los sustitutos de la carne como las hamburguesas de tofu o vegetarianas.

Evite las comidas picantes y pesadas.

Si necesita un refrigerio antes de acostarse, hágalo bajo en grasa y azúcar.

Coma la última comida cuatro o más horas antes de acostarse.

Trate de no comer en exceso en su comida nocturna, ya que podría sentirse somnoliento inmediatamente después de comer.

Alternativamente, asegúrese de comer lo suficiente para no tener hambre a la hora de acostarse.

Beba mucha agua durante todo el día. Un cuerpo bien hidratado no se despierta en la noche debido a la deshidratación. Beber ocho vasos, equivalente a 2 litros de agua al día (algunas personas deben reducir o aumentar su ingesta de agua por cuestiones de salud, si este es el caso siga las recomendaciones de su médico de cabecera).

Obsérvese a usted mismo para detectar alergias a los alimentos que podrían estar causando sutilmente trastornos del sueño. Las alergias alimentarias comunes que pueden afectar sus patrones de sueño son el trigo, los productos lácteos, el maíz y el chocolate.

Una dieta saludable y bien balanceada lo ayudará a ser una persona más saludable en general. La salud es un factor muy importante en su capacidad para conciliar el sueño de forma natural. Si su ingesta diaria de alimentos es saludable, su cuerpo y su mente estarán sanos y bien nutridos, lo que lo ayudará a dormir profundamente sin despertarse en la noche.

Deshacerse de la ansiedad y la preocupación.

¿Es alguien cuya mente está llena de pensamientos sobre su familia, sus finanzas, su trabajo y el futuro, cuando intenta quedarse dormido? ¿Le resulta difícil dejar de pensar y / o preocuparse por cosas el tiempo suficiente como para quedarse dormido? Si su mente está ocupada a la hora de acostarse, puede provocar sacudidas, giros constantes e insomnio.

Si se preocupa por las situaciones de la vida, existen algunas técnicas que puede usar para ayudarle a olvidarse momentáneamente de esa preocupación y quedarse dormido.

Primero, comprenda que ahora es el momento de dormir y las situaciones y los eventos que le están causando estrés estarán allí mañana. Intente hacer un "Cuaderno de preocupaciones". En un cuaderno designado para este propósito, cree una lista de lo que le causa estrés y ansiedad antes de irse a la cama. Luego repase la lista e identifique qué elementos pueden tratarse mañana. La lista de elementos en su lista para mañana se convertirá en su lista de tareas para el día siguiente. Esto le ayudará a sentir que tiene más control y ser más positivo sobre la situación.

En una sección separada de su cuaderno, cree una lista de cosas que le preocupan pero que están fuera de su control. Sea consciente que no tiene poder para cambiar estas cosas.

Cuando haya terminado sus listas, guarde el cuaderno y recuerde que ha borrado esas cosas de su mente, que ahora están volcadas en papel, y que no volverá a pensar en ellas hasta mañana. Si se encuentra pensando en estos factores estresantes durante la noche, recuerde firmemente que ha guardado el cuaderno hasta la mañana y ahora es el momento de dormir.

Otra idea para deshacerse de su preocupación y ansiedad es escribir en un diario todos los días. Junto con un registro de su día, asegúrese de incluir lo que le molesta y le causa estrés. El punto principal de este ejercicio es poner sus sentimientos en un papel, liberándose así de pensar y preocuparse por ellos en la noche.

Para ambas técnicas, el acto de anotar su ansiedad y preocupación le da permiso para descansar por la noche y manejar sus sentimientos al día siguiente.

Además de estas técnicas, considere usar los consejos de relajación detallados anteriormente. El yoga y la música suave o los sonidos relajantes pueden ayudar a despejar su mente. Considere la posibilidad de probar la lectura ligera para mantener su mente alejada de pensamientos preocupantes. Si enseña a su mente a relajarse, le resultará más fácil lograr una noche de sueño reparador.

Hora del baño.

Un relajante baño tibio, aproximadamente una hora antes de acostarse, lo aliviará y lo ayudará a sentirse somnoliento. No intente dormir inmediatamente después del baño porque el agua tibia tiene un efecto estimulante en su cuerpo al elevar la temperatura de su cuerpo. Después del baño, es probable que se sienta somnoliento a medida que la temperatura de su cuerpo vuelve a la normalidad.

¿Cómo le ayuda un baño caliente a dormir mejor? El agua caliente relajará sus principales grupos musculares, ayudará a su sistema circulatorio y elevará la temperatura de su cuerpo. Cuando su temperatura central vuelva a la normalidad aproximadamente una hora después del baño, todavía se sentirá relajado y cómodo y su cuerpo estará listo para dormir.

Crear una experiencia tranquila a la hora del baño es fácil y agradable. Para crear un ambiente relajante en el baño, encienda velas y use luz suave en el baño. Experimente con aceites aromáticos o incienso. Ponga música ligera y tranquila y disfrute del ambiente.

Otra forma de hacer que su baño sea especial es agregar hierbas al agua. Coloque el sobre con las hierbas seleccionadas en la bañera cuando se esté llenando y manténgalo bajo el agua caliente mientras se empapa. Relájese en la bañera mientras disfruta de los aromas que se deprenderán. Algunas hierbas reconfortantes para probar son la lavanda, la manzanilla, la menta, la flor de la pasión y la flor de lima.

Hay muchos aceites aromáticos en el mercado que se crean para inducir la relajación. Después de llenarse la bañera se agregan aproximadamente 4-5 gotas del aceite esencial.

Cuando decida qué aceite esencial usar, pruebe la rosa, la manzanilla, la lavanda, el lúpulo, el ylang-ylang, el vetiver o el neroli para un baño relajante.

El polvo para baño es una tercera opción de mejoras que se pueden agregar a su bañera. Esta receta de polvo de baño se debe agregar al agua mientras llena la tina.

Polvo de baño de leche y miel

½ taza de miel

3 tazas de leche en polvo

Capullos de lavanda

Preparación
Mezclar todos los ingredientes en un tazón grande. Agregue varias cucharadas de la mezcla al agua en la bañera. Almacene la mezcla restante en un recipiente sellado.

La hora del baño es una excelente manera de estimular la relajación y la somnolencia. Experimente con diferentes hierbas y aceites para encontrar los que mejor funcionen para usted.

REMEDIOS Y SUPLEMENTOS HERBALES

Las hormonas naturales de su cuerpo.

La melatonina (llamada químicamente 5-metoxi-N-acetiltriptamina) es una hormona natural en los humanos. La glándula pineal, un órgano diminuto en el centro de nuestro cerebro, produce melatonina en la noche para ayudar a nuestros cuerpos a mantener un horario de sueño.

El reloj interno del cuerpo que nos dice cuándo dormir y cuándo despertarnos es el ritmo circadiano del cuerpo. Este ritmo está regulado por la melatonina.

La oscuridad alienta a la glándula pineal a liberar melatonina, mientras que la luz reprime la liberación de melatonina. Los investigadores han descubierto que la liberación de la glándula pineal y la producción de melatonina disminuyen a medida que envejecemos. Esto explica por qué las personas jóvenes suelen tener menos problemas relacionados con el sueño que las personas mayores.

Los científicos han sintetizado la melatonina de origen natural y ahora está disponible como un suplemento en algunos países. No obstante, siempre es recomendable antes de ingerir cualquier tipo de suplemento consultar a su médico de cabecera.

La melatonina ha demostrado ser exitosa cuando se usa para tratar los problemas del sueño. Dos de las situaciones de sueño que más ayudan con la suplementación con melatonina son el insomnio relacionado con el desfase horario y los trastornos retardados de la fase del sueño.

Como con cualquier suplemento, hay varias cuestiones a considerar. Aunque la melatonina se ha usado durante mucho tiempo sin problemas ni efectos secundarios, no está aprobada por la FDA y no está regulada por ninguna agencia. Todo lo que ingiera que no esté aprobado por la FDA no tiene un sello de aprobación con respecto a la seguridad o pureza del suplemento, y no se puede garantizar la efectividad del producto. Otra preocupación es la falta de estudio e información sobre las interacciones con otros medicamentos.

Consulte a su médico antes de tomar melatonina si tiene diabetes, un trastorno depresivo, una enfermedad autoinmune, epilepsia, trastorno linfoproliferativo, leucemia o está tomando un inhibidor de la MAO. Este producto debe ser usado solo por adultos y no debe ser usado por niños, adolescentes, mujeres embarazadas o en periodo de lactancia.

Los beneficios de la manzanilla.

Matricaria camomilla, comúnmente llamada "manzanilla", es nativa del sur y centro de Europa. Esta planta con flores ahora se cultiva ampliamente en los Estados Unidos, Argentina,

Australia, Egipto y el norte de África. Las hojas y las flores se secan y se usan como té, ya sea en bolsas de té o en forma de té suelto.

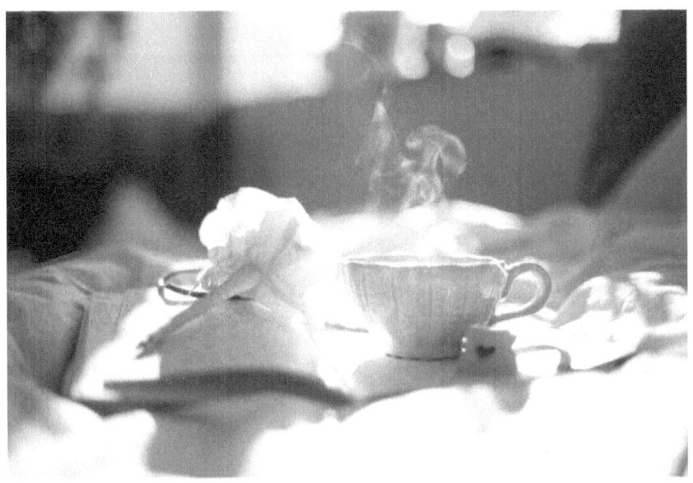

Durante siglos, la manzanilla se ha utilizado como un suplemento para promover el sueño. Uno de los beneficios de usar la manzanilla como ayuda para dormir es que no necesita tomarse durante un largo período de tiempo para ser efectivo. La manzanilla se puede utilizar para tratar la ansiedad y el insomnio.

Hay algunas formas de usar la manzanilla. Se puede colocar en un sobre debajo de la almohada. Intente preparar un té y tómelo 30-45 minutos antes de irse a dormir. La manzanilla es más eficaz en el tratamiento del insomnio transitorio (o leve).

La sustancia química natural en la manzanilla que promueve la somnolencia y alienta el sueño se llama chrysin. Chrysin también se encuentra en la flor de la pasión (Passiflora encarnada), que es otra ayuda a base de hierbas para el sueño y reductor de la ansiedad.

Si encuentra que su insomnio se debe a la congestión y / o alergias, la manzanilla funciona como un antihistamínico para reducir la inflamación de las alergias y ayudarlo a dormir mejor. Sin embargo, la manzanilla puede crear una reacción alérgica similar a la de la ambrosía y otras plantas en la misma familia como el aster o el crisantemo. Evite tomar manzanilla si tiene estas alergias.

Las propiedades calmantes de la lavanda.

La lavanda se originó en el Mediterráneo occidental y se cree que los árabes fueron los primeros en domesticar los arbustos en flor. Los romanos más tarde difundieron el crecimiento y el cultivo de la planta en toda Europa. Los peregrinos trajeron lavanda a América. La lavanda fue también una de las primeras plantas traídas a Australia en la década de 1800. Muchos jardines de hierbas contienen lavanda cultivada en jardín o en maceta. La lavanda se cultiva en un suelo algo alcalino, en un lugar soleado y con buen drenaje.

Los aceites esenciales de lavanda actúan como un tranquilizante para calmar el sistema nervioso central, por lo que es muy eficaz como un remedio a base de hierbas para el insomnio. Las flores y las hojas secas se pueden preparar y beber en un té, o los aceites esenciales de la planta se pueden extraer de la planta. Los aceites esenciales se pueden aplicar a la piel como relajante muscular, o el aroma se puede inhalar como se usa en la aromaterapia. Dado que los pies se conocen como un área del cuerpo que absorbe rápidamente los productos de aplicación tópica, el masaje de aceite de lavanda en los pies tendrá un efecto calmante. El aceite esencial puede vaporizarse en un vaporizador o agregarse a un baño caliente e inhalarse. También puede crear un sobre de las hojas y flores secas, espolvorear con aceite esencial de lavanda y deslizarlo debajo de su almohada.

Algunas personas que aplican lavanda tópicamente han experimentado una reacción alérgica cuando el aceite entra en contacto con la piel. Siempre realice una prueba de alergia en una pequeña zona de su piel para evaluar la sensibilidad antes de usar una aplicación completa.

También es importante tener en cuenta que no todas las especies de lavanda tienen los mismos efectos calmantes. La lavanda española, por ejemplo, se usa para vigorizar y despertar el cuerpo.

El uso medicinal de la raíz de valeriana.

Valeriana officinalis, también conocida como "raíz de valeriana", se considera uno de los remedios naturales más efectivos disponibles para el insomnio. Para ver los beneficios de la raíz de valeriana, la hierba debe tomarse regularmente durante un período de aproximadamente un mes para ver los resultados. Después de tomar la raíz de valeriana durante aproximadamente un mes, descubrirá que fomenta la relajación y el sueño profundo.

La raíz de valeriana florece a fines de la primavera, y se encuentra típicamente en pastizales y tierras de páramo en la naturaleza. Los rizomas y las raíces son las partes de la planta que se utilizan para la mayoría de los remedios herbales. Más a menudo, la raíz de valeriana se recolecta en septiembre y se seca para hacer productos herbales ampliamente disponibles.

En los laboratorios de investigación de Nestlé de Suiza, los investigadores P.D. Leatherwood, Ph.D. y F. Chauffard, Ph.D., determinaron que la dosis eficaz de valeriana como ayuda para dormir es de 450 mg. Las dosis más altas causan aturdimiento sin ser más eficaces.

También se encontró en un estudio separado que la raíz de valeriana no solo era eficaz como relajante, sino que también mejoraba la calidad del sueño.

Se entiende que el impacto de la raíz de valeriana en el cuerpo es similar al de la benzodiazepina. Una de las ventajas de la raíz de valeriana sobre otros sedantes es que no hay nubosidad o aturdimiento al día siguiente. Se ha dicho que el nombre de Valium proviene de la raíz de valeriana, pero es importante tener en cuenta que son químicamente diferentes y que no deben considerarse relacionados.

Las ayudas para el sueño prescritas pueden ser tóxicas, sin embargo, la raíz de valeriana no es tóxica y no dificulta la capacidad de conducir ni interactúa negativamente con el alcohol. La raíz de valeriana se usa para aliviar los trastornos de ansiedad y actúa como un sedante para estimular el sueño reparador.

Los herbolarios a veces recomiendan tomar raíz de valeriana fresca sobre el extracto debido a la posibilidad de un efecto estimulante retardado en algunas personas. Dependiendo de la química de su cuerpo, la raíz de valeriana a veces causa un efecto sedante inicial, y luego, varias horas después, produce un aumento de energía; obviamente no es un rasgo deseable cuando se toma como ayuda para dormir. La raíz de valeriana fresca es menos probable que cause un efecto estimulante retardado.

Un mundo de otras hierbas.

Kava

Piper methysticum, también llamado "Kava", se encuentra principalmente en Samoa y Tonga en la Polinesia occidental, así como en la mayor parte de Melanesia y en Micronesia. Este arbusto es parte de la familia de la pimienta (Piperaceae).

Kava está ampliamente disponible en tiendas de alimentos naturales y viene en varias formas. Se utiliza como un tratamiento para la ansiedad. El más popular es el extracto de kava, que está disponible en un conveniente aerosol que se puede mantener a mano para un rápido rocío debajo de la lengua cuando se necesita un alivio inmediato de la ansiedad. La kava sin procesar también está disponible, pero se recomienda comprar la raíz lateral de alto grado para obtener mejores resultados.

Herbolarios profesionales dicen que la dosis diaria efectiva de kava está entre 70 y 200 mg de kavalactones. Los kavalactones son componentes activos principales de la kava que tienen el impacto psicoactivo. La mejor dosis para estimular un sueño reparador es de 150 a 200 mg, tomados entre 20 y 30 minutos antes de irse a dormir.

Bálsamo de limón

Melissa officianalis, comúnmente conocida como "Bálsamo de limón", tiene un agradable sabor a limón y se usa a menudo en un té relajante y sabroso.

Se encuentra principalmente en el norte de África y el sur de Europa, esta hierba perenne es parte de la familia de la menta. Se puede cultivar en un jardín de hierbas con suelo bien drenado, crece bien en suelos arenosos a pleno sol.

Pruebe un té de bálsamo de limón agregando 2 cucharaditas de bálsamo de limón seco a 1 taza de agua hirviendo. Prepare el té durante 10 minutos y beba inmediatamente antes de acostarse.

Flor de la pasión

Passaflora encarnada, también conocida como "flor de la pasión", se usa a menudo como relajante, y se toma para calmar los músculos y el sistema digestivo, y ayuda en la digestión. Se toma en forma de té.

La flor de la pasión crece en el sur de los Estados Unidos y en América Latina, y también es conocida por sus nombres populares: Passion Vine y Maypops. A lo largo de la historia, la flor de la pasión se ha utilizado como sustituto del tabaco y como tranquilizante.

Algunos herbolarios consideran que la flor de la pasión es el mejor remedio herbal para tratar el insomnio intransigente. La flor de la pasión no es adictiva y proporciona alivio contra el insomnio. No hay efectos secundarios conocidos.
La flor de la pasión seca hace un té muy eficaz. Para preparar el té de la flor de la pasión, deje reposar 1 cucharadita de hierba seca en una taza de agua hirviendo durante 15 minutos. Tomar té 30 minutos antes de acostarse.

Amapola de california

Eschscholtzia californica, comúnmente llamada "amapola de California" contiene protopina. La protopina tiene un efecto similar al de la morfina en el cerebro. La amapola de California no tiene el mismo narcótico que su hermana, la amapola del opio, aunque hay una semejanza en su estructura. La amapola de California no es adictiva. Los científicos no han estudiado activamente los efectos de la amapola de California por lo que no hay pautas para la dosificación.

Lúpulo

Humulus lupulus, también conocido como "lúpulo", es el principal ingrediente saborizante de la cerveza. Los lúpulos son los estróbilos, o frutos, de la planta. La planta del lúpulo es un miembro de la familia cannibis. Los lúpulos generalmente se usan junto con otras hierbas cuando se usan por sus cualidades sedantes, aunque también se pueden usar efectivamente por sí solos.

Los lúpulos vienen secos, cápsulas y tabletas, y se usan comúnmente como un té relajante o como un sobre colocado debajo de la almohada. Para hacer una bolsita, siga las instrucciones de la lavanda previamente dadas, solo reemplace la lavanda con una mezcla de ¼ de taza lúpulo, 1/8 taza de flores de manzanilla y 1/8 taza de lavanda. Espolvorear con aceite de lavanda y coser el lado abierto. Disfruta de los aromas calmantes que le brinda su nuevo saquito.

Miel

Intente mezclar miel en leche tibia o té de hierbas para beneficiarse de sus cualidades sedantes. Agregue una cucharadita de miel y una gota de extracto de vainilla a una taza de leche tibia y disfrute inmediatamente antes de irse a dormir.

Vitaminas y suplementos minerales.

Al agregar vitaminas y minerales a su dieta balanceada, puede encontrar alivio para el insomnio. Muchas personas no están obteniendo lo suficiente de ciertas vitaminas y minerales que son necesarios para dormir bien. Uno de estos suplementos nutricionales puede ayudar:

Calcio. Muy poco calcio en su dieta puede causar la incapacidad para dormir. Combine un suplemento diario de 600 mg con alimentos para conseguir un mejor efecto.

Magnesio. Una deficiencia de magnesio puede causar nerviosismo, lo que resulta en un sueño superficial y la incapacidad de permanecer dormido. Un suplemento de 250 g tomados diariamente o la adición de alimentos ricos en magnesio como almendras, algas marinas y salvado de trigo puede ayudar.

Vitamina B-6 (piridoxina). La vitamina B-6 es necesaria para producir los niveles de serotonina requeridos por el cuerpo para provocar el sueño. La dosis recomendada de B-6 es de 50 a 100 mg al día, y se puede tomar en forma de levadura nutricional y mezclar en un vaso de jugo de fruta.

Vitamina B-12 (cobalamina). Si no obtiene suficiente B-12, puede experimentar aturdimiento, confusión o pérdida de memoria e insomnio. B-12 a menudo se combina con B-5, y se encuentra naturalmente en el germen de trigo, los plátanos, los cacahuetes y las semillas de girasol. Si se toma como un suplemento, la dosis habitual recomendada es de 25 mg por día.

Vitamina B-5 (ácido pantoténico). Muy poco B-5 puede causar insomnio y cansancio. La vitamina B-5 funciona como un reductor de la ansiedad, y se recomienda una dosis diaria de 100 mg.

Ácido fólico. El suplemento sintético de ácido fólico es procesado por el cuerpo con mayor eficacia que el ácido fólico que se encuentra en la naturaleza. Muy poco ácido fólico puede causar insomnio. Los alimentos que contienen ácido fólico incluyen forraje de hojas, jugo de naranja, frijoles y cereales fortificados para el desayuno. La dosis recomendada es de 400 mg por día.

Cobre. Según un estudio reciente, las mujeres premenopáusicas con deficiencia de cobre a menudo tienen dificultades para conciliar el sueño. En este estudio, las mujeres que tomaban 2 mg de cobre diariamente se dormían más rápido y se sentían más descansadas al despertar. Una buena manera de incluir más cobre en su dieta es comer ostras cocidas y langosta.

Una dieta equilibrada es la mejor manera de combatir las deficiencias de vitaminas. Puede intentar agregar algunos suplementos para ver si nota una diferencia sustancial. Si no ve un cambio notable, deje de complementar y enfóquese en comer bien y hacer ejercicio regularmente.

CUIDAR LA ALIMENTACIÓN

¿Su nutrición es completa? ¿Lleva una alimentación rica y variada? La respuesta es probablemente no. La mayoría de las personas no obtienen su cantidad diaria de minerales, vitaminas y aminoácidos debido a que no prestan la atención suficiente a lo que están comiendo.

La verdad es que puede tener un mal día, un día que no satisface todas sus necesidades diarias. Lo más probable es que si cuida su salud de forma habitual, compensará sus déficits más adelante en la semana. El problema viene cuando los déficits nutricionales están en curso.

Por ejemplo, si nunca obtiene suficiente vitamina B, comenzará a experimentar algunos problemas de salud importantes. Sin embargo, si cada semana obtiene suficiente vitamina B, entonces su sistema se equilibrará. Es importante saber que muchos nutrientes, no todos, se almacenan en su cuerpo por un tiempo. Y su cuerpo produce algunas vitaminas, como la vitamina D.

Por lo tanto, la nutrición completa no tiene por qué significar que se obtiene el 100 por ciento de todos los nutrientes todos los días. Lo que sí significa es que le da a su cuerpo los nutrientes que necesita y eso se logra fácilmente con una dieta saludable. La gran verdad aquí es que no es necesario depender de suplementos si su alimentación es buena y no tiene ningún problema de salud.

¿Por qué es importante la nutrición completa? ¿Cuáles son los beneficios?

He aquí algunos de los beneficios que puede obtener al cuidar su alimentación:

Sistema inmunológico más fuerte

Cuando tiene una nutrición completa, su cuerpo tiene lo que necesita para funcionar de manera óptima. Eso significa que puede enfocar la energía en su sistema inmunológico. Cuando los invasores como las bacterias y los virus golpean su cuerpo, y esto sucede a diario, su sistema inmunológico entra en acción y aísla y mata a estos invasores. Si no tiene una nutrición completa, su cuerpo es más débil.

Más energía

Necesita una cantidad de nutrientes en su cuerpo para que su metabolismo funcione bien. Su metabolismo es un sistema complicado de hormonas, enzimas y reacciones químicas. Necesita minerales y vitaminas específicas para gestionar diferentes niveles del proceso.

Por ejemplo, su tiroides es una glándula que libera hormonas que afectan su metabolismo. Cuando esta hormona está baja, su metabolismo se ralentiza. Se siente letárgico, enferma más a menudo y aumenta de peso. La vitamina D, B y C son importantes para la función saludable de la tiroides, al igual que muchos minerales, incluido el selenio.

Vida más larga

Debido a que sus células y sistemas requieren nutrientes esenciales, cuando alimenta a su cuerpo con estos nutrientes, tiene lo que necesita para prosperar. Está compensado. No está debilitado. Es capaz de funcionar de manera óptima. Cuando no está en perfectas condiciones y su cuerpo tiene que trabajar más duro, es cuando la enfermedad ocurre, lo que en última instancia acorta su vida.

Como puede ver, la nutrición completa es esencial para una salud óptima. Entonces, ¿por qué no tomar un suplemento? ¿Por qué confiar en los alimentos cuando una píldora puede ayudarlo a darle a su cuerpo las vitaminas y minerales que necesita?

Las personas toman suplementos por una variedad de razones. La lógica común para algunos es que comen de manera saludable, pero toman un multivitamínico como seguro. Es una opción justa en el caso, un Plan B, por así decirlo. La otra razón por la que las personas toman suplementos o un multivitamínico es porque creen que están evitando enfermarse haciendo esto.

Muchos anuncios de suplementos le dirán que tomar un multivitamínico ayudará a prevenir enfermedades del corazón. Hay vitaminas para hombres y salud sexual, para mujeres y pérdida de memoria y también para adolescentes. Incluso hay multivitaminas similares a caramelos de goma para que sean más divertidas de tomar.

La verdad es que los suplementos vitamínicos no están haciendo lo que dicen. Muchos estudios han demostrado que los suplementos realmente hacen poco o nada en absoluto. Y un gran estudio, publicado en Annals of Internal Medicine, mostró que tanto los suplementos multivitamínicos como los minerales no funcionaban mejor que las pastillas de placebo. A su vez, muchos médicos han dejado de recomendar que sus pacientes tomen multivitaminas.

Además, muchas personas creen que tomar suplementos de vitaminas y minerales está causando intoxicación por vitaminas. Según los centros de control de envenenamientos, hay más de 60,000 informes de toxicidad de vitaminas al año.

Por esta razón es **muy importante** contar con el control de su médico de cabecera si tiene pensado empezar a tomar alguno de estos suplementos ya que su condición física inicial puede ocasionar que puedan resultar especialmente perjudiciales para usted.

Por último, ya no es tan solo el dinero que invertirá en la compra de pastillas o sucedáneos, sino que realmente la mayoría de la gente disfruta mucho más comiendo que tomando pastillas.

¿Qué nutrientes necesita?

Si se esfuerza por obtener una nutrición completa y desea obtenerla de los alimentos, puede ser útil saber de qué vitaminas y minerales carecen muchas personas. Estos son generalmente nutrientes que pueden ser difíciles de obtener en una dieta estadounidense estándar. Tenga en cuenta la dieta de su país de origen.

Calcio

La recomendación diaria de calcio es de 1.000 miligramos al día. El calcio, como usted sabe, es bueno para la salud ósea. También es una parte importante del proceso digestivo y otros procesos   metabólicos. El calcio es esencial, de hecho, para crear energía a partir de sus alimentos. Y muchas personas simplemente no obtienen el calcio que necesitan diariamente. Es un problema tal que muchos médicos consideran que es poco menos que una epidemia.

Por supuesto, puede encontrar calcio en los productos lácteos. Pero si no puede consumir productos lácteos, considere buscar alternativas lácteas fortificadas, verduras de hojas verdes oscuras y pescado con huesos como las sardinas.

Potasio

El potasio es otro mineral que a menudo es difícil de obtener. Diariamente se necesitan 4.700 miligramos al día. El plátano de promedio tiene 422 mg de potasio. El potasio ayuda a regular su presión arterial. También puede disminuir la pérdida ósea, reducir su riesgo de pérdida ósea y ayudar con su salud cardiovascular. También es parte del proceso de creación de energía.

Los alimentos que son ricos en potasio incluyen papas, tomates y frijoles (incluida la soja), acelgas, dátiles, aguacate, pescado y pasas. Es importante saber que las acelgas y aguacates suizos tienen casi 1000 mg de potasio por porción.

Los plátanos, aunque son deliciosos, no son la fuente de energía de potasio que muchos creen que son. Son geniales, pero si realmente quiere una buena inversión, pruebe un aguacate.

Magnesio

Hay algunos minerales que son esenciales para la buena salud y el magnesio es uno de ellos. También es un poco difícil de obtener sin un esfuerzo consciente. La recomendación diaria es de 320 miligramos al día.

¿Qué hace el magnesio? Ayuda con la función muscular y nerviosa, y al igual que muchos minerales, ayuda a mantener los huesos fuertes y la densidad ósea. El magnesio se encuentra en las semillas y los frutos secos, así como el pescado. También se encuentra en verduras de

68

hojas verdes oscuras, frijoles y aguacates. Una porción o una taza de espinacas le dará 157 miligramos de magnesio, casi la mitad de su recomendación diaria.

Vitamina E

Se supone que debe obtener 15 miligramos de vitamina E cada día. No suena como mucho, pero a menos que coma nueces o cereales fortificados, puede tener dificultades para obtener suficiente vitamina E. Es una vitamina que respalda la salud de los ojos, la piel y es un antioxidante.

Otros nutrientes comunes en los que las personas tienden a ser deficientes incluyen las vitaminas A y C, así como la fibra. Sin embargo, la verdad es que, si obtiene su porción diaria de frutas y verduras y tiene algunos granos integrales, obtendrá su suministro diario de estos importantes nutrientes.

De esta forma, el truco es asegurarse de integrar estos alimentos ricos en nutrientes en su dieta. Eso se logra mejor con un poco de planificación de comidas. La planificación de la comida es exactamente tal y como suena. Usted crea un plan para lo que va a comer durante la semana, incluidas sus comidas y bocadillos o tentempiés.

Los minerales tienen un papel fundamental en nuestros cuerpos. Probablemente ya sepa que los minerales son necesarios para la salud ósea, pero ¿sabía que los minerales también afectan sus hormonas y su sistema inmunológico? Es por ello que debemos prestar atención para que estén incluidos en nuestra alimentación.

Otro termino que seguramente habrá escuchado mencionar son los antioxidantes. En términos técnicos, un antioxidante es una sustancia que inhibe o detiene la oxidación de otras moléculas. Está bien, genial, ¿verdad? Pero ¿Qué es la oxidación y por qué importa eso? Bueno, cuando algo se oxida pierde electrones. Ahora se llama un radical libre, lo que significa que puede y quiera unirse con algo. Estos radicales pueden iniciar reacciones en cadena. Estos elementos oxidados en realidad roban electrones de otras moléculas, lo que las daña.

Su cuerpo puede manejar algunos radicales libres. Está acostumbrado y generalmente está preparado para tratar con ellos. Sin embargo, nuestro estilo de vida ha cambiado tanto que ahora tendemos a tener muchos más de estos pequeños bichos corriendo por nuestros cuerpos. Son causados por problemas ambientales como la contaminación, los pesticidas e incluso la exposición al humo del cigarrillo.

Los antioxidantes se encuentran en algunos alimentos específicos. Hay tres antioxidantes principales que debe incluir en su dieta todos los días. Son beta-caroteno, vitamina C y vitamina E. Puede encontrar antioxidantes en abundancia en frutas y verduras de colores. Busque productos morados, rojos, azules y naranjas.

También puede encontrarlos en fuentes

interesantes como el café y el té, el chocolate y las cebollas y el ajo. La buena noticia es que, esencialmente, si consume una dieta que generalmente se prepara a partir de alimentos integrales en lugar de alimentos procesados, es probable que obtenga una gran cantidad de antioxidantes en cada comida.

Por último, nuestro cuerpo necesita obtener la cantidad suficiente de proteínas y grasas para funcionar correctamente. El desafío cuando se habla de salud completa es encontrar fuentes de proteínas que provengan de alimentos que también proporcionen otros nutrientes. Por ejemplo, el salmón es una proteína que viene con los ácidos grasos omega-3, las lentejas están llenas de proteínas y abundantes vitaminas y minerales, y los huevos también contienen minerales.

Cuando se trata de grasa, es cierto que su cuerpo necesita grasa. Sin embargo, lo que necesita son grasas de plantas en lugar de grasas de cortes grasos de carne. Claro, puede tener una hamburguesa ocasionalmente pero tal vez no quiera que esa sea la norma si pretende mantener un estilo saludable.

Esfuércese por obtener sus grasas de las plantas. Por ejemplo, los aguacates, las nueces y las semillas tienen un alto contenido de grasa, pero la grasa es buena para usted.

Ahora que ya sabemos lo que debemos tener en mente cuando hablamos de nuestra alimentación debemos pensar cómo organizar todo esto para poder incorporarlo a nuestra vida diaria. Echemos un vistazo a algunos consejos para una mejor planificación de las comidas.

Planificar sus comidas.

La planificación de comidas se convierte en una parte importante para lograr una nutrición óptima o completa. Si no tiene un plan para lo que va a comer, puede terminar tomando lo que sea más rápido y este más fácilmente disponible.

Esto a menudo significa que estará consumiendo comida procesada o comida basura. Es una oportunidad perdida de obtener al menos algunos nutrientes para su sistema. La comida basura y los precocinados a menudo causan más daño que bien.

¿Qué es un plan de comidas? La planificación de las comidas es simplemente decidir por adelantado qué va a comer. En la mayoría de los casos, las personas planean comidas y refrigerios para varios días. Esto hace que comprar, cocinar y preparar comida y comer sea un proceso mucho más simple y saludable. He aquí nueve pasos para hacer que la planificación de comidas sea fácil y divertida.

Decida cuan a menudo irá al supermercado

En función de cuantas veces a la semana pueda ir a comprar deberá adaptar su lista de la compra. Si solo puede comprar una vez a la semana, entonces tendrá que planificar una semana completa de comidas. Si puede comprar cada tres o cuatro días, entonces solo tiene que planificar esas comidas.

Planee sus aperitivos

Haga una lista también de los picoteos que va a comer durante la semana. Es una forma sencilla de controlar aquellas comidas que no deberían ser su plato principal.

Hágalo sabroso

Claro, usted puede planear tener zanahorias y apio para una merienda. Sin embargo, si no le gustan las zanahorias y los palitos de apio, existe un mayor riesgo de que deje que la merienda se llene de moho en la nevera mientras sale a comer patatas fritas. Asegúrese de que las recetas y los alimentos que incluya en su plan de comidas sean en realidad alimentos que quiera comer. Revise mentalmente todas las opciones saludables que en verdad sabe que le gustan y que muchas veces no come por pereza.

Busque recetas

No pierda la oportunidad de aprender a preparar nuevos y sabrosos platos. En cualquier librería o navegando por la red encontrará miles de recetas adaptadas a sus habilidades en la cocina y a sus gustos.

Cree un sistema

Crear sistemas para organizar y planificar. Por ejemplo, tal vez tenga previsto ir al supermercado el miércoles y el domingo. Siéntese en su mesa y haga un plan de comidas completo antes de ir. Agregue los ingredientes de cada receta a su lista de compras para que cuando vaya a la tienda sepa exactamente lo que necesita comprar.

Involucre a la gente

Si está cocinando para una familia, haga que todos participen en la planificación de las comidas, ¡y tal vez incluso en la preparación! Cuando las personas sienten que tienen algo que decir sobre lo que se les sirve, tienden a estar más entusiasmadas con eso. Podría, por ejemplo, dejar que un niño elija una comida a la semana. También pueden ayudar a preparar esa comida.

Tenga planes de contingencias

Siempre tiene sentido tener algo de comida de respaldo. Es posible que no tenga las sobras que esperaba de la cena de la noche anterior y ahora no tiene nada para almorzar. Si tiene algunas alternativas podrá superar esta situación.

Planee por adelantado

Si vive una vida súper ocupada (y quién no), entonces considere algunas recetas que se puedan almacenar. Estas son recetas saludables que puede preparar el fin de semana, congelar y descongelar y calentar para la cena. Las cazuelas son geniales para esto. Los potajes de legumbres son otra buena opción.

Intente algo nuevo

Es fácil entrar en una rutina de planificación de comidas. Lunes sin carne, martes de pescado, fideos el miércoles y así sucesivamente. Si bien proporciona un marco para facilitar la planificación, también puede comenzar a sentirse limitado. Trate de incluir una nueva receta cada semana. Es bueno sentirse emocionado por su comida.

La planificación de comidas puede tomar algún tiempo para que se acostumbre a hacerlo. Requiere que cree algunos hábitos de vida nuevos. Sin embargo, una vez que haya integrado estos hábitos en su rutina, se preguntará cómo se las arregló sin esto. Es una excelente manera de asegurarse de que cada comida sea nutritiva y deliciosa, además de permitirle controlar sus gastos en alimentación.

Uno de los nutrientes en los que muchas personas tienden a ser deficientes, especialmente las que tienen dietas especiales como las vegetarianas, son las vitaminas B. Luego, eche un vistazo a los alimentos con alto contenido de vitaminas B para asegurarse de incluir algunos de estos alimentos en la planificación de sus comidas.

EL EJERCICIO FÍSICO

La mayoría de nosotros tenemos la intención de mantenernos saludables, pero no todos podemos mantener una vida saludable. Para poder continuar con esta tarea aparentemente difícil, debe ser percibido como algo que usted hace sin preguntar. Hacemos estas cosas porque creemos que es importante y que no podemos vivir un día sin hacerlo. El mismo concepto se aplica cuando decidimos ejercitarnos todos los días. Necesitamos tener esa mentalidad de que el ejercicio es la pieza faltante que completará el proceso de mantenerse físicamente en forma y sin eso nuestros otros esfuerzos no serán suficientes.

Aprender lo básico de la salud física lo ayudará a comprender qué es lo que quiere lograr y cómo le beneficiará. Para empezar, hay cuatro componentes básicos de la salud física.

1. Resistencia cardiovascular: se puede cuidar con actividades como nadar y correr. Mejorar este componente mejorará el suministro de oxígeno y nutrientes en los tejidos del cuerpo y, al mismo tiempo, eliminará los desechos almacenados en el cuerpo.

2. Fuerza muscular: se puede mejorar con varias actividades de levantamiento de pesas y estiramientos. Mejorar este componente le ayudará a tener músculos más fuertes que

pueden responder rápidamente con menos esfuerzo.

3. Resistencia muscular: esto puede mejorarse a través de flexiones diarias, ya que puede fortalecer efectivamente los músculos de los brazos y los hombros. Mejorar este componente mejorará la capacidad de los músculos para soportar las contracciones repetitivas.

4. Flexibilidad: esto se puede mejorar con un estiramiento regular, ya que puede mejorar la capacidad de tracción de los músculos. Mejorar este componente mejorará la capacidad de su cuerpo para mover sus articulaciones, así como utilizar sus músculos en toda su gama.

Teniendo en cuenta estos aspectos fundamentales, es mejor que su programa de ejercicios incluya actividades que puedan ocuparse de los cuatro componentes para que pueda lograr resultados óptimos. Como guía general, asegúrese de comenzar su entrenamiento con un buen calentamiento y termine con un enfriamiento calmante. Además, trate de no sobrecargar su cuerpo y evite hacer ejercicios duros consecutivamente durante toda la semana.

La mayoría de nosotros sabemos lo importante que es el ejercicio en nuestra vida diaria. Es uno de los pilares de nuestra salud en general. Además, el ejercicio físico ha demostrado ser eficaz para reducir el estrés y los contratiempos emocionales. Cuando hace ejercicio de manera regular, es más probable que se mantenga más saludable, más feliz y más fuerte la mayor parte del tiempo en comparación con aquellos que rara vez hacen ejercicio.

A pesar de que sabemos lo importante que es el ejercicio, aún no podemos encontrar tiempo para hacerlo y cumplir con nuestro programa de ejercicios de forma regular.

Loe beneficios que encontramos de hacer ejercicio de forma frecuente son:

1. Una forma efectiva de perder peso mientras mantiene su cuerpo sano y delgado incluso a medida que envejece.
2. Efectivo en el mantenimiento de la masa ósea.
3. Reduce el colesterol malo, el azúcar en la sangre y la presión arterial.
4. Efectivo para reducir el estrés y mejorar el sueño.
5. Mantiene una buena salud cardiovascular, energía, flexibilidad y una buena imagen física.

Los anteriores son los beneficios más conocidos del ejercicio. Muchas personas tienen la impresión de que cuando realizan sus actividades habituales como la jardinería, barrer, lavar el automóvil, limpiar los platos, etc., ya están haciendo ejercicio y esperan obtener los mismos beneficios que se obtienen del ejercicio estructurado. ¡Este no es el caso!

Desafortunadamente, sus actividades diarias son diferentes de los ejercicios estructurados, donde puede esperar mayores resultados. Sus actividades diarias solo le ayudarán a quemar algunas calorías y mantenerse activo. Por lo tanto, si desea obtener resultados óptimos, debe hacer ambos de forma regular.

Para tener un buen comienzo, consulte a su médico y pida consejo, ya que podría tener algunas limitaciones cuando haga ejercicio. En la mayoría de los casos, sin embargo, hacer ejercicio es algo que podrá realizar sin complicaciones. Las limitaciones solo se aplican a personas que padecen enfermedades crónicas, problemas cardíacos, artritis, problemas óseos, presión arterial alta, problemas respiratorios y similares.

Una vez que haya consultado cuales son aquellos ejercicios que puede realizar, averigüe qué ejercicio le conviene más y conviértalo en una rutina. No se fuerce. Hágalo de forma gradual pero regular. Asegúrese de disfrutar de lo que está haciendo, porque si no lo hace, eventualmente perderá interés en ello. Puede intentar cambiar su rutina e intentar otros ejercicios de acondicionamiento físico siempre que pueda beneficiarse de ello. Esto debería hacerse para reducir el aburrimiento a largo plazo.

EMPEZAR EL DÍA CON UNA SONRISA

Hemos hablado hasta el momento de lo importante que es tener un cuerpo sano y mantener un estilo de vida saludable para que sea más fácil mantenernos motivados y alcanzar las metas que nos planteamos. Sin embargo, por muy alta que sea nuestra motivación para conseguir grandes logros no debemos olvidar nunca disfrutar de los pequeños placeres que nos da la vida y que tanto pueden influir en nuestro estado mental.

A veces hacemos planes dramáticos que se espera que traigan la felicidad a nuestras vidas, ya sea irnos de vacaciones, celebrar una graduación o una boda.

Pero los placeres simples en la vida son con los que podemos contar para darnos alegría de forma continua. Cuando apreciamos y disfrutamos las cosas simples, la gratitud que sentimos se extenderá también a otras áreas.

Éstos son algunos de los placeres simples que vale la pena hacer un esfuerzo para experimentar a menudo.

Hierba recién cortada
La hierba recién cortada es agradable en todos los sentidos. El olor y la sensación de la misma bajo sus pies descalzos son frescos y vigorizan los sentidos. Intente experimentar esto al menos

unas cuantas veces al año, según lo permita el clima y su zona de residencia.

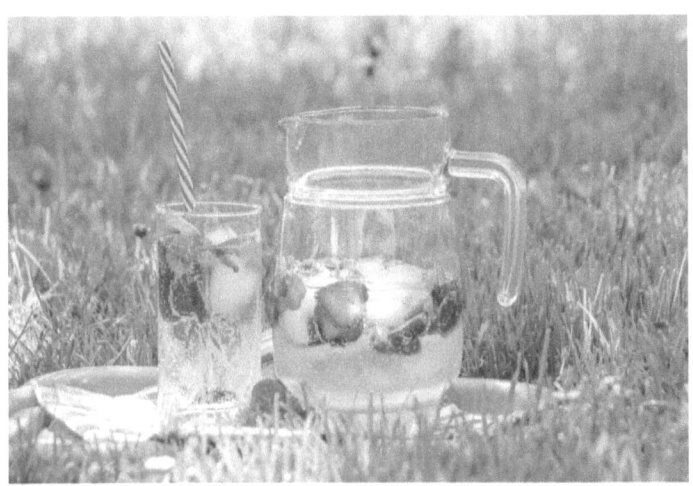

Dar y recibir sonrisas
¿Qué mejor manera de experimentar un simple placer gratis? Regale sonrisas no solo a sus amigos, sino también a extraños que vea por la calle. Se sorprenderá de lo bien que se siente ver primero la sorpresa de los demás y luego su propia sonrisa a cambio.

Las endorfinas después de hacer ejercicio
Cuando entrena de manera extenuante, obtendrá una carga de endorfinas como recompensa. Estos químicos naturales le harán sentir bien y alegrarán su día. Haga ejercicio por la mañana para usar esta carga de endorfinas para ayudarlo a ser especialmente productivo durante el resto de su día.

Disfrute de su comida favorita
Incluso si su comida favorita no es especialmente saludable, permítase tenerla de

vez en cuando. La sensación de esa comida tan querida le traerá un poco de placer. Los estudios han demostrado que, si se abstiene de un alimento en particular durante un cierto tiempo, será aún más agradable la próxima vez que lo pruebe, así que use este truco para hacer que su comida favorita tenga un sabor aún mejor de lo habitual.

Taza de café o té caliente
Algunos de nosotros sobrevivimos gracias a nuestro café o té diario. Incluso cuando es un hábito diario, puede traer mucha alegría. Mientras disfruta de la bebida de su elección, tómese un momento de tranquilidad para disfrutar del momento.

Hacer ángeles de nieve
Esto no es solo para niños. Póngase ropa abrigada y simplemente túmbese en la nieve. Sentirse tonto por esto no arruinará la experiencia, solo abrace el sentimiento de diversión inocente que puede traer esta actividad.

Reír hasta que le duela la barriga
La risa es como una medicina. Todos deben tener la oportunidad de reír hasta que le duela al menos una vez al día. Ya sea con un amigo que podría escribir comedia o ver una buena película, tómese un tiempo para reírse y alejarse de su estrés.

Recibir un masaje
Si nunca ha tenido un masaje, inténtelo. Esa hora de relajación total hará que sus problemas

se sientan como si se estuvieran derritiendo. Muchas personas incluso tienen derecho a masajes a través de los beneficios de los empleados en sus empresas.

Caminar bajo la lluvia

Caminar bajo la lluvia es uno de los increíbles placeres simples de la vida. Vístase abrigado y salga con o sin paraguas. Deje que la lluvia salpique sobre su cara mientras camina y asegúrese de saltar en al menos un charco por los viejos tiempos.

La diversión costosa es genial, pero puede ser difícil de conseguir. En lugar de esperar sus próximas vacaciones, disfrute de uno de estos placeres simples que están a su alcance. Al aprender a apreciar las pequeñas cosas que están a su lado, encontrará satisfacción todos los días.

¿NECESITA DINERO PARA SER FELIZ?

Como dice el dicho, "el dinero no puede comprar la felicidad". ¿O no? Tener una cantidad de dinero suficiente puede reducir el estrés, pero tener un exceso no lo hará más feliz. Entonces, ¿el dinero puede comprar la felicidad o no? Aquí hay algunos pensamientos para reflexionar sobre el tema.

El dinero puede comprar una cantidad limitada de felicidad

Los estudios han demostrado que sí: tener suficiente dinero para satisfacer sus necesidades y las de su familia sí aporta felicidad. Las personas que viven en la pobreza son generalmente menos felices que aquellas cuyas necesidades son satisfechas. Ser capaz de pagar sus facturas y obtener lo suficiente para sobrevivir financieramente lo ayudará a tener éxito en sentirse feliz.

El exceso de dinero no es igual a la felicidad excesiva

Sin embargo, tener más dinero del que necesita no le traerá más felicidad. El dinero y la felicidad no son proporcionales. Alguien con el dinero suficiente para comprar una casa grande y varios autos no necesariamente tendrá más felicidad que otro individuo con exactamente lo que necesita.

El dinero trae su propio estrés

Hay estrés que acompaña a tener dinero. Ya sea que tenga poco o mucho, es probable que sepa acerca de este estrés. Existe el estrés de saber que necesita gastar lo que tiene sabiamente, así como el hecho de que las personas con motivos ocultos se sienten atraídas por aquellos que son financieramente ricos.

No de lo que viene sino de lo que sale

No es tanto la cantidad de dinero que gana lo que asegura su felicidad, sino a donde se va. Hay algunos principios para usar el dinero que pueden ayudarlo a sentirse más satisfecho. Donde pone su dinero y quién lo recibe puede marcar la diferencia en cuanto a si ganó algo al tenerlo.

Gastar en experiencias, no en cosas

Comprar más cosas no está probado que pueda hacer feliz a una persona. Aunque invertir en artículos que durarán parece un movimiento inteligente, los estudios demuestran que tendemos a ajustarnos a lo que obtenemos. Tener estas cosas no trae felicidad ilimitada.

Es más probable que tengamos felicidad a largo plazo cuando el dinero se gasta en experiencias que nos proporcionarán recuerdos duraderos. Esto significa irse de vacaciones solo o con su familia, o disponer de tiempo para hacer algo divertido de vez en cuando ... asegúrese de crear experiencias en lugar de comprar algo que simplemente desaparecerá con el tiempo.

Regalarlo

Dar es una de las cosas más satisfactorias que puede hacer con su dinero. Ya sea para una organización benéfica o un amigo necesitado, encuentre una manera de retribuir y compartir lo que tiene. Esta es una forma de gastar que traerá recompensas personales a largo plazo.

En definitiva, la respuesta corta es no; no necesita mucho dinero para ser feliz. Sin embargo, el dinero puede ser útil para prevenir el estrés que puede disminuir la felicidad que usted busca. No importa la cantidad de dinero que tenga, use estos consejos para ayudarlo a alcanzar el nivel de felicidad que desea y vivir una vida llena de alegría.

PREOCUPARSE POR LOS DETALLES

Todos hemos escuchado que no debemos preocuparnos por las cosas pequeñas. Dejarse estresar por las pequeñas cosas de la vida es una de las formas más grandes de llevar un dolor innecesario al camino de la vida.

Podemos evitar muchos sentimientos negativos, e incluso problemas de salud, simplemente aprendiendo a no dejar que las pequeñas cosas nos afecten.

Centrarse en el panorama general

Cuando ocurra algo pequeño que le haga sentir rabia, compare la importancia del momento con todo lo que sucede en su propia vida y en el mundo que le rodea. Es posible que haya derramado su masa para pastel en el piso una hora antes de la llegada de sus invitados. ¿Sus amigos todavía van a querer venir y disfrutar de la noche incluso si no tiene un pastel recién horneado para ellos? Si es así, tal vez debería poner su energía en un lugar que no sea el de regañarse por este pequeño error.

Recuerde que todos cometemos errores

Cuando algo pequeño amenace con destruir su actitud y perspectiva positiva, piense en el hecho de que todos cometemos errores. Ya sea usted o alguien más que causó la situación que se siente como un choque de trenes, tenga en cuenta que los errores son una parte normal de la vida. Están presentes en la de todos. No deje que un mal momento lo tome por sorpresa.

Perdonar a otros

Puede ser difícil perdonar a otra persona cuando parece que le han traído trabajo y estrés adicionales. Cuando alguien retiene su vehículo, puede verse tentado a arremeter contra él verbalmente. Sin embargo, deténgase y piense cómo se puede sentir estar en su situación. No actúe como si nunca hubiera cometido un error, escoja la empatía.

Perdónese a usted mismo

Perdonar a otros puede ser un asunto simple en comparación con perdonarnos a nosotros mismos. Hay muchos momentos en los que nos tratamos peor de lo que jamás permitiríamos que un amigo nos tratara.

Cuando tenga dificultades para perdonarse, piense en cómo manejaría un error similar cometido por un buen amigo. Deténgase y piense antes de acosarse, y considere buscar ayuda profesional si no puede detener una cascada de pensamientos negativos cada vez que no alcanza la perfección.

Pregúntese a usted mismo si importará en diez años

Todos tenemos problemas, y en general en el momento, cualquier problema parece grande. Sin embargo, la percepción no siempre es la verdad, y depende de nosotros poner nuestra situación en perspectiva para que podamos manejar adecuadamente todo lo que se nos presente.

Cuando ocurra algo negativo en su vida, pregúntese si importará en diez años. Si no lo hace, déjelo ir. Si alguien le grita en medio de un atasco, puede sentirse tentado a perder la calma, pero simplemente no vale la pena. Guarde sus emociones para cosas que cambian la vida y que merecen toda su atención.

Cuando algo sale mal, tiene dos opciones. Puede escabullirse o dejarlo ir. Tomar la decisión de no preocuparse por las cosas pequeñas le traerá una felicidad que le cambiará la vida y estará agradecido por su propio cambio de perspectiva.

¿QUÉ TAN FELIZ ES AHORA?

El deseo de ser feliz es algo que casi todo el mundo tiene en común. Pero no siempre es fácil crear felicidad, ni decidir si es feliz una vez que siente que debería estar en ese estado mental particular. Cada vida tendrá altibajos, por lo que es útil si tenemos un indicador para juzgar si hemos logrado la felicidad o no.

¿Se despierta emocionado al llegar el día? Este es un signo revelador de su felicidad interior.

¿Se despierta cada mañana listo para enfrentar el día o se siente ansioso y temeroso? Es difícil ser feliz si empieza cada mañana de manera negativa.

¿Espera con interés su ocupación principal? Ya sea que esté trabajando, asistiendo a la escuela o haciendo otra cosa ... debe sentir una sensación de anticipación cuando piensa en estar allí. Hay ciertas cosas que debemos hacer, como pagar el alquiler, por lo que su decisión de trabajar puede no ser una opción. Sin embargo, tiene una opción en cuanto a dónde trabaja. Si no le gusta su trabajo actual, busque la oportunidad de cambiarlo.

¿Disfruta con la gente con la que pasa la mayor parte del tiempo? Las personas con las que pasa la mayor parte del tiempo son las personas que más le influirán. Si son desagradables, desalentadores y carecen de motivación, es probable que eventualmente se convierta en el mismo tipo de persona. Si sus amigos no lo llenan, conozca gente nueva y positiva. Pase su tiempo adicional con aquellos que harán que su vida sea más feliz y lo ayudarán a crear recuerdos positivos que le traerán felicidad a largo plazo.

¿Le gusta quién es? Un componente clave de la felicidad es gustarse y amarse a uno mismo por lo que es. Si no lo hace, entonces necesita averiguar por qué. Haga los cambios necesarios y luego elija amarse a usted mismo a pesar de sus defectos.

¿Teme o le preocupa pensar en su futuro? La felicidad incluye sentirse confiado y seguro acerca de su futuro. Vivimos en tiempos inciertos, pero eso no significa que tengamos que vivir todos los días con miedo. Aumente su confianza de manera pequeña y considere la posibilidad de recibir asesoramiento si siente algo más que estrés ocasional cuando piensa en el futuro.

¿Conoce el propósito de su vida? Todo el mundo tiene un propósito en la vida. *Hay algo en usted que le hace un regalo único para el mundo*. Si todavía no ha descubierto esto sobre usted, su autoestima sufrirá, al igual que su felicidad. Hay muchos cuestionarios y libros dedicados a descubrir el propósito de su vida. Considere invertir su tiempo para aprender más y encontrar lo que le hace sentir más satisfecho en la vida.

Ser feliz no es un deseo frívolo. Es importante saber cómo está conectado y qué necesita para ser feliz con uno mismo y con su vida. Al hacerse estas preguntas y pensar con calma en la respuesta, estará bien encaminado hacia una vida de verdadera felicidad.

EL VÍNCULO ENTRE LA COMIDA Y LA FELICIDAD

Hablamos de la importancia de tener una alimentación saludable, pero ¿Sabía que los alimentos pueden afectar mucho a su estado de ánimo, para bien o para mal?

Cuando se trata de la felicidad y en cualquier otra área de su vida, la comida tiene la capacidad de dañar o sanar. Al aprender sobre qué alimentos elegir y evitar, podrá ayudar a su cuerpo y mente, y abrazar la felicidad.

Alimentos para impulsar la felicidad.

¿Así que quiere usar lo que la Madre Naturaleza tiene que ofrecer para mejorar su estado de ánimo? Comience con la búsqueda de alimentos que sean ricos en grasas saludables. Nuestros cerebros dependen de estas grasas, como los ácidos grasos omega-3, y hacen maravillas para mejorar el estado de ánimo y mejorar la felicidad al permitir que las células nerviosas se comuniquen de manera más eficiente.

Las nueces, las semillas de calabaza y el aceite de pescado son una excelente forma de consumirlas. Se ha comprobado que los ácidos grasos omega-3 son tan efectivos como los medicamentos antidepresivos comunes.

Las bayas son otra manera maravillosa de aumentar su felicidad. Contienen antocianinas, que son útiles para el cerebro ya que apoyan su función. Las naranjas, los pimientos crudos y el kiwi tienen un alto contenido de vitamina C que combate el estrés. Las verduras de hoja verde aumentan la ingesta de ácido fólico, e incluso el chocolate negro es conocido por ser un potenciador positivo del humor. Los plátanos son alimentos fáciles de encontrar que se sabe que afectan positivamente los niveles de serotonina.

Su estado de ánimo y función mental también se ven muy afectados por la deshidratación, así que asegúrese de mantenerse bien hidratado consumiendo agua suficiente.

Alimentos que roban su alegría.

El azúcar es el alimento número uno a evitar si desea ser feliz. El azúcar le prepara para un rápido y falso aumento de energía cuando siente que el azúcar está alto, lo que luego es seguido por un descenso rápido. El azúcar también puede dañar su sistema inmunológico y desencadenar depresión.

Se sabe que el café conduce a la ansiedad, lo que también le robará la alegría. El trigo evita que se produzca la serotonina, contribuyendo así a la depresión.

El alcohol está relacionado con el estado de ánimo, y aunque algunos individuos se sienten temporalmente eufóricos después de consumirlo, el sentimiento generalmente se desvanece en negatividad.

Suplementos a considerar.

Se ha demostrado que la vitamina C reduce el cortisol, que es la hormona que causa el estrés. A menos que obtenga una cantidad sustancial de esta vitamina de su dieta, un suplemento diario es una buena idea.

Debido a que una deficiencia de ácido fólico se ha relacionado con la depresión, debe considerar tomar un suplemento si no consigue las cantidades establecidas. Los ácidos grasos omega-3 y la vitamina B12 también son útiles para un estímulo natural del estado de ánimo. Los suplementos que lo ayudarán a controlar los antojos no saludables incluyen el complejo de vitamina B, la coenzima Q10 y el resveratrol.

Debido a que la comida tiene un gran efecto en su estado de ánimo, sería prudente utilizarla en todo su potencial. En lugar de simplemente elegir su comida según lo que desee en un momento determinado, convierta su plato en un arma poderosa que combatirá la depresión y la ansiedad.

SIETE MANTRAS PARA AUMENTAR LA FELICIDAD

Hay muchas maneras de aumentar su felicidad y varios trucos que no requieren mucha preparación ni esfuerzo.

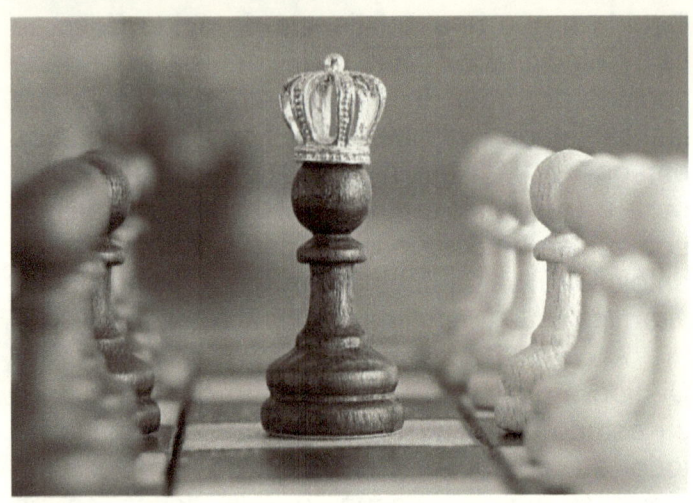

Nuestras palabras tienen poder y al repetir mantras para usted mismo a lo largo del día, descubrirá que el sentimiento de felicidad comienza a ser natural. Aquí hay siete mantras que, cuando se repiten a menudo, pueden cambiar su vida.

Soy asombroso
Estas dos palabras pueden ayudar a evitar que caiga en una depresión por baja autoestima. Demasiadas personas no se respetan a sí mismas y olvidan que son increíbles, hermosas y únicas. Repita este mantra a menudo para que las palabras le lleguen cuando más las necesite.

Estoy agradecido

La gratitud es una forma segura de ganar felicidad. Cuando está agradecido, está haciendo un esfuerzo para recordarse las cosas buenas en su vida. A su vez, esta actitud positiva atrae más cosas buenas.

Me amo en todo momento

Una de las lecciones más importantes de la vida es amarnos a nosotros mismos. Si siente que no ha llegado al punto de amor y respeto, repita estas palabras hasta que lo haga. Dígalas cuando esté satisfecho con usted mismo, así como cuando esté enojado y decepcionado consigo mismo.

Soy un imán para las cosas buenas

Creyendo que las cosas buenas y las situaciones positivas se dirigen hacia usted, realmente las ayudará a hacerlo. Pensar en uno mismo como un imán para todo lo que es increíble atraerá esas cosas hacia usted. Su confianza en usted mismo y su espíritu positivo atraen lo que ponen y verá cómo su vida se enriquece al repetir este mantra a menudo.

Atraigo personas sanas a mi vida

Incluso en las mejores circunstancias, las personas equivocadas evitarán que vayamos lejos. Cree un círculo de amigos ilusionados y positivos tal como es. Evite el drama y repítase este mantra cuando sienta la tentación de ser absorbido por la energía negativa de alguien.

Puedo hacer cualquier cosa que me proponga

Creer en uno mismo y tener confianza en lo que puede lograr le llevará lejos. Cuando sepa que puede hacer cualquier cosa que se proponga, encontrará esa felicidad ilimitada en ese conocimiento. Diga estas palabras cuando esté luchando para cambiar su situación y sepa que tiene el poder necesario para hacerlo.

<u>Tengo un propósito</u>
No importa cuánto dinero gane una persona o cuánto logre, la vida se sentirá sin sentido sin un objetivo. Hay muchos libros escritos sobre el tema que pueden ayudarle a analizar su vida y descubrir cuál es su propósito específico.
Piense en las cosas que ama y le atraen, y lo que le brinda mayor sensación de satisfacción. Tiene algo especial que ofrecer al mundo y este mantra le recuerda ese hecho.

Nuestras palabras tienen mucho poder y los mantras son una excelente manera de ponernos en el camino de la felicidad. Repita estos mantras y descubra qué diferencia harán para usted.

PERSONALIDAD Y FELICIDAD

Parece que algunas personas son más felices que otras. Tampoco son siempre las personas que tienen una vida fácil. Aquellos que son felices parecen tener ciertos factores que otros individuos no tienen.

Un factor definido es el tipo de personalidad. ¿Cómo juega en la cuestión de la felicidad personal? Aquí hay una lista de rasgos de personalidad y cómo afectan a su sensación de bienestar.

Perfeccionista

Aquellos tipos de personalidad que se inclinan hacia el perfeccionismo en relación con ellos mismos y con los demás, tienen una tendencia a ser menos felices que aquellos que aceptan mejor los diversos resultados. Aunque un perfeccionista logrará la felicidad en un trabajo bien hecho, estará limitado debido a su enfoque inmediato en el próximo gran proyecto.

Cuando aprenda a disfrutar el proceso en lugar de mantenerse en un estricto conjunto de reglas, su felicidad crecerá.

Soñador

Los soñadores tienden a ser felices. Aunque los soñadores a menudo pueden inclinarse hacia la dilación, lo que genera estrés, siempre hay algo con lo que volver a soñar después de que el estrés haya pasado.

Si no nacemos de esta manera naturalmente, podemos aprender mucho de los soñadores mientras buscamos la felicidad en la vida. Piense en lo que quiere de la vida y pase un poco de tiempo cada día disfrutando de ese pensamiento, y verá la alegría que se puede encontrar en este simple ejercicio.

Organizada

Las personas cuyas personalidades se inclinan para ser organizadas tienen mucho a su favor, pero es posible tener demasiado incluso en esta área. La importancia está en alcanzar el equilibrio. Si se concentra demasiado en la organización, se perderá los pequeños detalles que debe disfrutar en el camino.

Al estar demasiado desorganizado, por otro lado, experimentará la frustración de usted mismo y de los demás cuando las cosas no salen según lo planeado.

Alcance un término medio feliz y elija organizar solo lo suficiente para que las cosas funcionen de manera más eficiente.

Positiva
La positividad es un rasgo de la personalidad que afecta absolutamente a la felicidad personal. Algunas personas nacen con una tendencia a este rasgo, mientras que otras tienen que esforzarse por no vivir en la negatividad.

No importa de qué lado se incline de forma natural, tome decisiones que le harán reaccionar de manera positiva y que construirán su confianza en el proceso de la vida. Encontrará que la felicidad llega naturalmente cuando permite que su energía se transforme de negativa a positiva.

Viviendo el momento
Puede ser extrovertido o introvertido, pero cualquiera que sea, puede elegir vivir el momento. Vivimos nuestra vida solo una vez y encontrar la felicidad incluye estar completamente presente en cada paso del viaje.

Algunas personas encuentran que esto es más fácil de hacer y otras tienen que hacer un esfuerzo. Sea cual sea su tendencia natural, tome la decisión de hacer todo de todo corazón para que no se arrepienta de nada y pueda experimentar una profunda felicidad.

No podemos cambiar nuestras personalidades, pero podemos aprender unos de otros. Las personas con diferentes personalidades y rasgos de personalidad tienen una inclinación natural hacia la felicidad. Tome la personalidad que se le ha dado y luego dirija su energía a vivir una vida feliz de la mejor manera posible.

¿POR QUÉ VIVIR EN EL MOMENTO LE HACE MÁS FELIZ?

Todos sabemos que vivir en el pasado puede arrastrar a una persona, pero ¿por qué? ¿Y qué hay de vivir en el futuro?

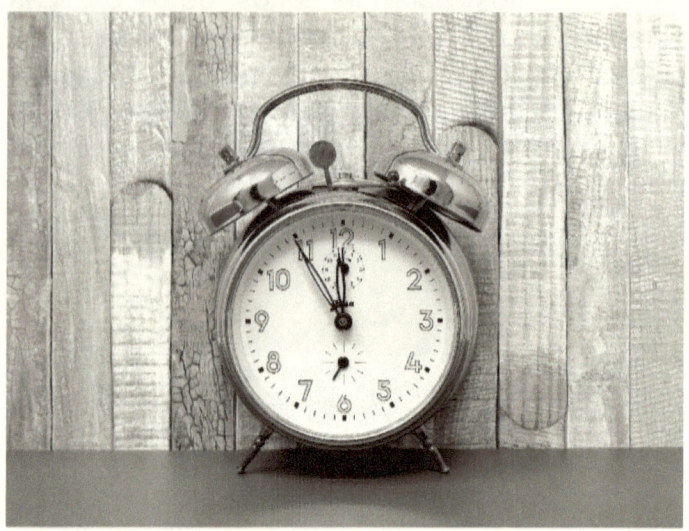

Necesitamos equilibrio, pero vivir en el momento es algo en lo que debemos centrarnos si queremos llevar una vida feliz. Vivir el momento ha demostrado ser la mejor manera de ser y permanecer feliz. Este es el por qué.

No podemos cambiar el pasado
Casi todos nos arrepentimos de algo en nuestro pasado, pero no hay nada que podamos hacer para cambiarlo. En lugar de desperdiciar nuestros momentos y energía en lamentarnos

por situaciones que ya no existen y que ya no podemos controlar, podemos usar la energía para mejorar nuestra situación actual. Aprenda lo que pueda del pasado y luego siga adelante.

No podemos predecir lo que depara el futuro

No se preocupe por el futuro porque no puede predecir lo que traerá. Solo puede prepararse hasta cierto punto y tener miedo de lo que depara el mañana solo causará estrés que contribuirá a perjudicar su salud y podría llegar a ocasionar problemas mentales.

Viva el momento y elija hacer del presente su enfoque. En lugar de temer las repercusiones que sus elecciones traerán a su futuro, tome decisiones basadas en lo que es bueno en su vida ahora mismo en este momento. Esto reducirá las tendencias hacia la depresión y el miedo.

Le obliga a estar presente

Cuando pensamos más en el pasado o en el futuro que en el presente nos alejamos de lo que está frente a nuestros ojos. Tal vez su presente implique un proyecto de trabajo que requiera su total atención y energía. Tal vez su presente involucre a niños pequeños que necesitan un almuerzo sobre la mesa.

Cuando abraza plenamente su presente, obtendrá más de la vida que tiene. Finalmente, podrá dejar de sabotear su alegría presente con miedos acerca de lo que vendrá después o la culpa de decisiones que ahora están en el pasado.

Agradezca las caras que tiene frente a usted ahora y las oportunidades que están tocando en su puerta en este preciso momento. Los momentos que aprenda a apreciar aumentarán su futuro con los cálidos recuerdos que llevará allí y no se arrepentirá de un enfoque fuera de lugar.

Tener una perspectiva equilibrada

Vivir en el presente es importante. Tener un enfoque equilibrado es importante también. Cuando piense en el futuro, haga los planes necesarios para que pueda disfrutar ese momento más tarde, porque algún día el futuro será su "en este momento". No descuide su planificación para el futuro, pero no permita que consuma su vida de una manera poco saludable. El equilibrio es clave y lo ayudará a no sentirse estresado debido a que se enfoca demasiado en un área.

Vivir en el momento es una de las mejores cosas que puede hacer por uno mismo. La felicidad se logra cuando elegimos vivir y disfrutar donde estamos ahora, en lugar de perder el tiempo en otro momento y lugar. Al utilizar el tiempo y la vida que se le da aquí y ahora, conocerá la verdadera felicidad.

HORMONAS Y FELICIDAD

Las hormonas ciertamente no reciben mucho respeto a veces. Pero, ¿qué tienen que ver con la felicidad? En realidad, las hormonas desempeñan un papel importante en este sentimiento y debemos saber qué factores juegan en esta área y qué podemos hacer para capitalizarlas.

Cómo funcionan las hormonas
Las hormonas son mensajeros químicos especiales que controlan la mayoría de los procesos del cuerpo. Las glándulas endocrinas crean estos mensajeros especiales y nuestro cuerpo confía en que funcionen correctamente.

La forma en que tratamos nuestros cuerpos y las sustancias con las que nos rodeamos marcan una diferencia en la forma en que estas hormonas pueden ayudarnos. Al aprender lo que hacen y cómo podemos ayudarlas a hacer su trabajo, estaremos más cerca de nuestro objetivo de felicidad.

¿Qué hormonas están relacionadas con la felicidad?
Hay varias hormonas que pueden aumentar la felicidad de uno. Las principales incluyen la serotonina, la oxitocina y la dopamina.

La serotonina se ha hecho bastante conocida en los últimos tiempos. Es un neurotransmisor que lleva mensajes de una parte del cerebro a otra. La serotonina es crucial para prevenir la depresión y otras enfermedades mentales, y los problemas ocurren cuando tiene escasez de esta hormona o cuando no puede hacer bien su trabajo.

La oxitocina es conocida como la "hormona del amor" y tiene una variedad de trabajos, que incluyen ayudar a las personas a mejorar sus habilidades sociales y minimizar el miedo.

La dopamina es otro neurotransmisor y se activa cuando ocurre una circunstancia positiva e inesperada, razón por la cual es conocida por su papel en ayudar al cerebro a aprender acerca de las recompensas.

Formas naturales para equilibrar sus hormonas
Las hormonas deben mantener un buen equilibrio para permitirle funcionar a niveles óptimos. Demasiado o muy poco de cualquier hormona causará problemas a corto y largo plazo en la salud. Debido a que nuestra felicidad depende de esto, debemos hacer todo lo posible para encontrar un equilibrio saludable para todas las hormonas en nuestro cuerpo, a fin de crear un ambiente que le permita sentirse bien.

Algunas formas importantes de mantener sus hormonas en un buen equilibrio y funcionamiento son dormir lo suficiente cada noche, hacer ejercicio regularmente y eliminar las toxinas de su vida diaria. Minimice el estrés en su vida tanto como sea posible y evite las píldoras anticonceptivas si es posible.

Alimentos para equilibrar sus hormonas

La comida juega un papel importante en el equilibrio de las hormonas. Hay muchos alimentos que debe hacer por comer todos los días y muchos que debe esforzarse por evitarlos.

Los alimentos y nutrientes que ayudan a su cuerpo a equilibrar las hormonas y mantenerle contento incluyen grasas saludables como las que se encuentran en el aceite de coco, aguacates, nueces y salmón salvaje. La vitamina D es un suplemento importante, al igual que el magnesio, como hemos mencionado anteriormente. Se debe comer una cantidad suficiente de proteínas limpias, así como muchas verduras.

Sus hormonas juegan un papel esencial en sus sentimientos de felicidad. Mantenerlas equilibradas y trabajando para usted adecuadamente es importante para garantizar sentimientos de bienestar mental. Al seguir las pautas anteriores, podrá equilibrar sus hormonas y vivir una vida de felicidad y satisfacción.

CONSTRUYENDO BUENOS HABITOS

Hablamos anteriormente que el dinero en exceso no da la felicidad, pero sí es necesario contar con capital suficiente para poder satisfacer nuestras necesidades básicas y poder vivir tranquilos.

Tener dinero suficiente incluye tanto ganar dinero como administrar mejor el dinero que gana. Sin embargo, aprender esto no es tan fácil de hacer, aunque los pasos para hacerlo no son tan difíciles.

En esencia, se necesita disciplina para repetir los pasos necesarios para tener suficiente riqueza. Y lo mismo ocurre con otros aspectos en la vida.

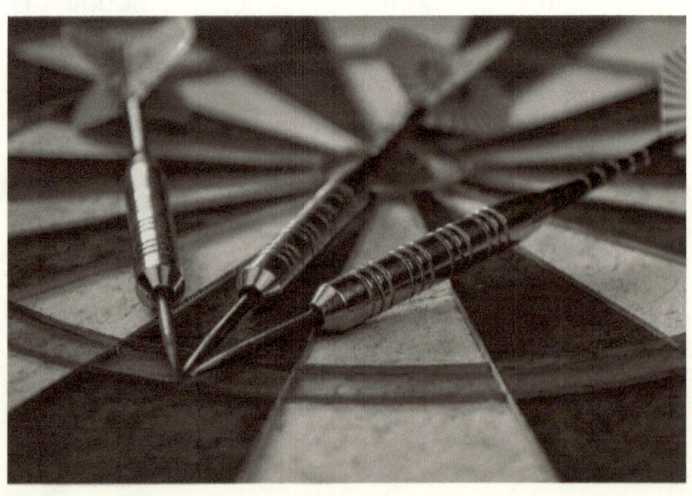

En otras palabras, necesita aprender buenas acciones y repetir esas acciones una y otra vez para que se vuelvan casi automáticas. Por lo tanto, debe aprender buenos hábitos para tener una mejor calidad de vida.

Explorando los hábitos y cómo funcionan

Un hábito es un "patrón de comportamiento adquirido seguido regularmente hasta que se ha vuelto casi involuntario". Esto significa que un hábito es un comportamiento que se realiza repetidamente hasta que casi no se sabe que lo está haciendo.

Esto demuestra que los hábitos no son comportamientos o acciones que se adquieren de la noche a la mañana. Toman tiempo para formar parte de nuestras acciones colectivas. Esto significa que los buenos y los malos hábitos no se formarán de la noche a la mañana, y que los malos hábitos tampoco se romperán de la noche a la mañana: se necesita tiempo y un esfuerzo inconsciente para formar un hábito.

Por lo tanto, debe saber que un hábito es algo que solo se produce a través del tiempo y la acción repetida. Y esto se aplica tanto a coger la rutina de ejercitarse semanalmente como para no desperdiciar nuestros ingresos. Tómese el tiempo, el esfuerzo y el enfoque necesarios para aprender esos hábitos, que le servirán bien y lo ayudarán con el tiempo.

Para formar un hábito, debe realizar la acción repetidamente hasta el punto en que casi no sepa que lo está haciendo. De hecho, es más fácil para otras personas darse cuenta de que lo está haciendo y reconocerlo como un hábito en lugar de usted mismo.

Esto es a menudo por qué los malos hábitos son tan difíciles de romper; ni siquiera nos reconocemos a nosotros mismos haciéndolos hasta que generalmente alguien más lo señala.

Los hábitos se forman a través de lo que los expertos llaman un "bucle de hábitos", que involucra un proceso de tres partes. La primera parte es la señal o el desencadenante, que alerta a su cerebro para que se doble automáticamente y permita que ocurra un comportamiento o rutina. El comportamiento o la rutina que ocurre es el segundo paso en el proceso del bucle de hábito. La tercera parte es la recompensa, que es lo que le gusta a su cerebro y le permite recordar el "bucle de hábitos" en el futuro.

Al cerebro le gusta desarrollar estos hábitos porque puede conservar su energía mental hacia otra tarea mientras se involucra en el hábito. Esta es una razón clave por la que las personas forman hábitos y por qué desconocemos el hecho de que tenemos hábitos específicos.

BUENOS HÁBITOS CONTRA MALOS HÁBITOS Y EN EL CAMINO MEDIO

En verdad, la única diferencia real entre los buenos y los malos hábitos es que el patrón de comportamiento adquirido es una buena acción o una mala acción, tal como lo define la mayoría

108

de la sociedad. Por ejemplo, si tiene el hábito de cerrar el agua mientras se cepilla los dientes, eso se consideraría un "buen hábito" porque la mayoría considera que es una buena acción que preserva el medio ambiente y ahorra en su factura de agua. Por el contrario, si adquiere el hábito de dejar el agua abierta mientras se cepilla los dientes, esto se consideraría un "mal hábito" porque la mayoría piensa que es una mala acción porque daña el medio ambiente y hace que pague más por su factura. Sin embargo, en ambos casos son hábitos, el proceso de formación es prácticamente el mismo en ambos casos.

Por lo tanto, debe determinar qué buenos hábitos desea adoptar y luego repetir la buena acción que constituye ese hábito repetidamente hasta que lo haga automáticamente sin darse cuenta. De manera similar, debe reconocer los malos hábitos que desea abolir, y luego evite repetir la mala acción que constituye ese hábito continuamente hasta que automáticamente realice una acción alternativa en lugar de que se considere mejor que esa mala acción. Esto implica realizar acciones alternativas que "rompen" la mala acción que realiza repetidamente; así es como romperá el mal hábito.

Por lo tanto, refiriéndose a nuestro ejemplo anterior, si desea cerrar el agua mientras se cepilla los dientes, debe reconocer que lo hace, y luego tomar medidas alternativas para dejar de hacerlo. Así que, en lugar de dejar correr el agua, conscientemente busque y cierre el grifo antes de comenzar a cepillarse los dientes.

Al principio, necesitará decirse mentalmente que debe alcanzar el grifo y cerrarlo antes de comenzar a alcanzar el cepillo de dientes y moverlo alrededor de su boca. Aquí es donde se encuentra en las etapas "intermedias" entre romper un mal hábito y adoptar un buen hábito. Está intentando romper el mal hábito de dejar el agua abierta mientras se cepilla los dientes, pero debido a que lo ha hecho durante mucho tiempo, todavía tiene la tendencia de dejar de hacer las acciones necesarias para cerrar el agua si no lo hace. Debe pensar en cerrar el grifo.

Como se ha mencionado, un hábito es una acción casi involuntaria en la que casi ni se da cuenta de que lo está haciendo, por lo que su cerebro todavía está "conectado" para dejar el grifo mientras se lava los dientes; tiene que decirse mentalmente que debe cerrar el grifo. Con el tiempo, a medida que hace este gesto continuamente antes de cepillarse, su cerebro se "conectará" para alcanzar automáticamente el grifo y cerrarlo antes de cepillarse; este es el momento cuando sabe que ha adquirido el buen hábito de no dejar correr el agua mientras se cepilla. Ya no tiene que decirse mentalmente que debe alcanzar el grifo y cerrarlo: simplemente lo hará automáticamente sin darse cuenta.

Como se mencionó, tomará tiempo "volver a cablear" su cerebro para deshacerse del mal hábito y adoptar el nuevo buen hábito. Esto varía para todos en términos de la cantidad de tiempo que toma y también depende de la acción involucrada. Las acciones que requieren más esfuerzo requerirán más tiempo para adoptarlas como hábitos en comparación con aquellas acciones que requieren menos esfuerzo. Por lo tanto, llegar a cerrar el grifo antes de cepillarse los dientes probablemente tomará menos tiempo para adoptarlo como un hábito nuevo en comparación con otros.

Los hábitos, tanto buenos como malos, no se forman de la noche a la mañana, y requieren un esfuerzo considerable para formarse. Recuerde que el cerebro quiere gastar menos energía mental y ser capaz de usar esa energía para otros propósitos mientras realiza el comportamiento habitual. Es por eso que los hábitos se forman en primer lugar.

DEFINA SUS MALOS HÁBITOS

Como discutimos, la única diferencia real entre los buenos y los malos hábitos es si la mayoría de la sociedad considera que el comportamiento es bueno o malo. Sin embargo, tanto los buenos como los malos hábitos se forman de la misma manera: a través de la acción repetida, donde la acción casi se vuelve involuntaria y el cerebro enfoca su energía mental en otra parte porque la acción es casi automática.

Como resultado, la persona necesita darse cuenta de la mala acción que continúa haciendo; esta es la única manera en que podrá tomar las

111

acciones necesarias para eliminar el mal hábito de su vida.

Nos volvemos tan inmunes a la acción porque nos parece tan natural que los demás generalmente tienen que señalarnos que no es correcta. En la mayoría de los casos, la acción es negativa y lo están señalando porque es un problema que tenemos que corregir.
Ahora que somos conscientes de la mala acción repetida, podemos tomar las medidas necesarias para romper este mal hábito y reemplazarlo con un buen hábito.

Como se mencionó anteriormente, este NO será un proceso que se logre de la noche a la mañana, y dependiendo de la rapidez con la que adopte nuevos hábitos y la complejidad de las acciones involucradas, podría tomar de algunas semanas a varios meses. Por lo tanto, la eliminación de un viejo mal hábito y su reemplazo por un nuevo buen hábito será un proceso gradual, así que continúe trabajando en él, ya que es probable que vuelva a caer en viejos hábitos. antes de finalmente avanzar hacia reemplazarlo con el nuevo buen hábito.

En nuestro ejemplo anterior, queríamos dejar de dejar abierto el grifo del agua mientras nos lavábamos los dientes, tanto para preservar el medio ambiente como para ahorrar dinero en nuestras facturas. Estamos tan acostumbrados a dejar correr el agua que se ha vuelto prácticamente automático que lo hagamos. Necesitamos reconocer la acción y luego tomar las medidas necesarias para ajustar el comportamiento para que podamos detener el mal hábito y reemplazarlo con un buen hábito, una acción más preferible.

Los pasos necesarios son reemplazar la mala acción – dejar el grifo abierto - con una mejor acción – cerrar el grifo. Esto significa que debemos concentrarnos mentalmente en ajustar nuestra rutina cerrando el grifo justo después de colocar la pasta de dientes en el cepillo de dientes y abrirla para poner un poco de agua sobre la pasta de dientes. Nuestra tendencia natural debido a nuestro mal hábito es poner la pasta de dientes en el cepillo de dientes, abrir el grifo para poner un poco de agua en la pasta de dientes y comenzar a cepillar inmediatamente mientras dejamos correr el agua.

Como se mencionó, tomará un período de unas pocas semanas a varios meses eliminar el mal hábito. El tiempo exacto que toma variará según la persona y también según la acción que deba modificarse. Si la acción es relativamente simple, se necesitará menos energía mental para cambiarla, por lo que tomará menos tiempo ajustar el comportamiento, terminar con el mal hábito y crear el nuevo hábito bueno que si la acción es más compleja.

Esto es lo que haremos con cada uno de nuestros malos hábitos. En primer lugar, ya sea porque los percibimos fácilmente por nosotros mismos o porque nos los han indicado nuestros amigos o familiares, identificaremos aquellas acciones o gestos que queremos o debemos modificar y a continuación buscaremos la forma de detenerlos y modificarlos por aquellas buenas acciones que nos harán sentirnos mejor.

CÓMO FORMAR BUENOS HÁBITOS Y HACER QUE SE ADHIERAN

Para eliminar el mal hábito, se necesita un esfuerzo y un tiempo determinados para reemplazarlo con una acción o comportamiento repetido que la sociedad considera bueno. A continuación, aprenderá más sobre cómo formar estos buenos hábitos y hacer que se queden con usted para que los mantenga y evite que se formen malos hábitos o que regresen.

Cuando tiene un mal hábito y desea reemplazarlo por un buen hábito, debe ser consciente de su mal hábito y saber qué medidas debe cambiar para convertir el mal hábito en un buen hábito.
Una vez que sepamos el mal hábito y la acción que constituye ese hábito, debemos determinar qué acción alternativa debemos tomar para eliminar la mala. En nuestro ejemplo de ejecución, si queremos evitar que el agua corra mientras nos cepillamos los dientes, debemos decirnos conscientemente que debemos cerrar la llave justo antes de lavarnos los dientes.

Esto llevará tiempo, ya que nuestra mente está entrenada para comenzar a cepillarse automáticamente sin cerrar el grifo. Debemos repetir la acción positiva de cerrar el grifo antes de cepillarnos muchas veces, a menudo entre unas pocas semanas y varios meses, antes de que se incruste en nuestras acciones y comencemos a realizar este nuevo comportamiento automáticamente. Esto es cuando el mal hábito se borrará y el buen hábito se establecerá.

Del mismo modo, si constantemente dejamos una habitación en nuestra casa o apartamento sin apagar las luces, tendemos a continuar haciéndolo una y otra vez hasta que se convierta en un hábito. La mayoría de la sociedad considera que dejar las luces encendidas en una casa o apartamento sin nadie en las habitaciones es malo, ya que desperdicia electricidad y nos cuesta más dinero en nuestras facturas de servicios.

Para cambiar este hábito, debemos detenernos conscientemente antes de dejar la habitación y decirnos que debemos alcanzar el interruptor de la luz y apagarlo antes de salir de la habitación. Nuevamente, esto tomará tiempo, generalmente entre unas pocas semanas y varios meses, para incorporar el nuevo comportamiento a nuestra rutina, donde prevalece sobre el mal comportamiento anterior para que comencemos a hacer el nuevo comportamiento automáticamente.

No deje escapar de su mente el aspecto del tiempo. A veces tendemos a desesperarnos cuando nos fijamos un objetivo determinado. Sea cual sea el hábito que pretenda modificar debe tener muy presente que nuestro esfuerzo se verá recompensado con el paso del tiempo. Establecernos una meta poco realista para cambiar algo que lleva presente en nuestra vida durante tanto tiempo no nos hará ningún bien.

CONFIGURAR UN SISTEMA DE SOPORTE PARA MANTENERSE EN EL CAMINO

Como se mencionó, por lo general toma entre algunas semanas y varios meses establecer el nuevo buen hábito. Durante ese tiempo, su mente tendrá la tendencia de volver al viejo mal hábito que está tratando de eliminar. Esto también se conoce como el tiempo "intermedio" del que hablamos anteriormente. Es muy posible que a veces ponga en marcha el mal hábito antes de poder detenerse. Como resultado, tendrá que corregir el comportamiento, realizar la nueva acción y luego darse cuenta de que cometió el mal hábito. Necesitará repetir la buena acción repetidamente para convertirlo en su nuevo hábito.

Dado que se necesita tiempo para convertir la nueva acción en un hábito y existe una posibilidad real de que accidentalmente haga el mal hábito mientras aprende a integrar el nuevo hábito, un sistema de apoyo puede ser útil para asegurarse de mantenerse en el camino para integrar el nuevo hábito en su rutina habitual. Un sistema de apoyo puede ser la familia y / o los amigos que lo ayudan a ver si está siguiendo el nuevo hábito y está anulando el hábito anterior, son algo así como un dispositivo de memoria para recordarle que debe hacer algo.

Por ejemplo, si deja las luces encendidas constantemente cuando sale de una habitación, puede pedirles a las personas que viven con usted (familia / amigos) que vuelvan a verificar que todas las luces estén apagadas cuando las habitaciones no están en uso. Luego, pueden informarle si ha estado apagando las luces, incluso diciéndole cuántas veces lo ha hecho dentro de un período de tiempo específico. Esto puede ser un gran motivador para redoblar sus esfuerzos para anular el mal hábito de dejar las luces encendidas con el nuevo hábito de apagarlas cuando salga de una habitación.

Otro tipo de refuerzo puede ser algo que le llame la atención. Si nota que constantemente deja las luces encendidas cuando sale de una habitación, puede atar un trozo de cuerda alrededor de su dedo índice. Si tiene la intención de abandonar una habitación, es probable que en algún momento note la cadena alrededor de su dedo índice, lo que hará que su mente recuerde por qué esa cadena está alrededor de su dedo índice, para recordarle que al salir debe apagar las luces en habitaciones no utilizadas. Esto reducirá la cantidad de veces que sale de una habitación sin apagar las luces o, como mínimo, reducirá la cantidad de tiempo que permanecen encendidas las luces de la habitación después de que todos hayan salido de la habitación. El patrón de comportamiento continuo de retroceder y apagar las luces eventualmente lo llevará a memorizarlo hasta que se convertirá en un hábito y lo hará regularmente sin siquiera darse cuenta.

PASO A PASO

Cuando las personas quieren cambiar dramáticamente sus vidas, a menudo intentan ir por el "home run" en lugar del "single". En otras palabras, intentan hacer estos cambios masivos en lugar de solo intentar hacer un cambio simple, pensando que eso no es lo suficientemente bueno para donde quieren ir. El problema con el enfoque de cambio masivo es que a menudo tratan de hacer demasiado, se sienten abrumados, pierden la motivación y el entusiasmo, y luego vuelven a sus viejos hábitos y rutinas.

En su lugar, solo intente implementar un nuevo hábito a la vez. Incluso si se necesitan varios meses para aprender a implementar el nuevo hábito automáticamente, es mejor integrar con éxito el nuevo hábito en lugar de intentar implementar 3-5 nuevos hábitos y solo hacerlos de vez en cuando, al mismo tiempo que sigue aplicando sus viejos hábitos aquí y allá.

Hemos mencionado algunos ejemplos específicos de hábitos: cerrar el agua mientras se cepilla los dientes; apagar las luces al salir de una habitación.

La cantidad de esfuerzo necesario para implementar con éxito un nuevo hábito tendrá un impacto directo en el tiempo que lleva implementar con éxito ese nuevo hábito.

También debe tener eso en cuenta: ¿Qué tipo

de hábito nuevo desea adoptar? Si es algo sustancial y complejo, como alterar su modelo de negocio, ajustar su dieta y / o su rutina de ejercicios, o los tipos de productos que compra para su negocio o su hogar, debe esperar que tome más tiempo y esfuerzo para integrar con éxito el nuevo hábito en su rutina.

Esta es una razón más por la que debe seguir integrando un nuevo hábito a la vez y solo pasar a uno nuevo cuando haya integrado exitosamente el nuevo hábito en su rutina. Cada nuevo hábito que desee integrar en su rutina habitual es algo que cree que lo ayudará a mejorar su vida, pero eso NO sucederá si no lo integra con éxito.

Por lo tanto, debe tomar el tiempo necesario para asegurarse de que se integre con éxito en su rutina; solo hacer el buen hábito el 50% del tiempo y el mal hábito el 50% del tiempo realmente no le hace ningún bien, ni mejora su vida y riqueza. Integre un nuevo hábito a la vez tomando el tiempo que necesita para integrarlo, luego continúe con el siguiente: su vida y su riqueza mejorarán sustancialmente con este enfoque.

INICIE, REPITA Y MANTENGA

Como se indicó, es mejor dedicar el tiempo necesario para integrar con éxito un nuevo hábito en su rutina y hacerlo el 100% del tiempo, en lugar de hacerlo con el viejo mal hábito, es reemplazar el 50% del tiempo o incluso 20 % del tiempo.

Una vez que haya integrado el nuevo buen hábito en su rutina al lugar donde lo hace automáticamente y sin pensarlo, tendrá la oportunidad de agregar otro nuevo buen hábito a su rutina y anular un viejo mal hábito.

Repita el proceso indicado para ayudarlo a integrar la nueva buena acción en su rutina regular. Tenga en cuenta qué mal hábito está haciendo, determine qué acción (es) debe tomar para evitar que ese mal hábito suceda, luego comience a realizar la (s) acción (es) necesaria (s) para detener ese mal hábito y formar el buen hábito.

Tómese el tiempo necesario y use sistemas de soporte como familiares, amigos y / o dispositivos de memoria para ayudar a volver a entrenar su mente para realizar la nueva acción repetidamente en lugar de la acción anterior.

Con el tiempo, notará que realiza la buena acción automáticamente sin siquiera pensarlo. Una vez que ha llegado a la etapa en la que puede realizar la buena acción nueva sin siquiera pensarlo, ha adquirido un nuevo buen hábito y puede trabajar para formar otro nuevo buen hábito a través del mismo proceso.

Hay muchas posibilidades de que una vez que adquiera un buen hábito, pueda mantenerlo, pero si se encuentra retrocediendo a un viejo mal hábito o está realizando una nueva mala acción, siga los mismos pasos descritos: Identifique y reconozca la mala acción que está haciendo, determine las acciones necesarias para superar la mala acción y luego implemente las acciones en su rutina habitual.

CONCLUSIÓN

Mantenernos motivados, cuidar de nuestro cuerpo y nuestra mente, abandonar viejos hábitos que no nos hacen ningún bien e incorporar a nuestra rutina otros que nos beneficien sin duda facilitarán nuestra vida.

Llevar una vida feliz puede ser todo un reto, pero no es algo imposible. Cuando nos sentimos bien y tenemos la motivación necesaria para conseguir los objetivos que nos hemos fijado nos encontraremos que hay muy pocas cosas que pueden hacernos abandonar el camino marcado.

¡Suerte!

www.ingramcontent.com/pod-product-compliance
Lightning Source LLC
Chambersburg PA
CBHW020304290526
45784CB00003B/1357